Kalashatra Govinda

DAS CHAKRA Workbook

Meine Reise zu Selbsterkenntnis und einem sinnerfüllten Leben

IRISIANA

Inhalt

Inhalt

Unsere verborgenen Energien

Leben ist Energie. Alles, was lebt, ist in Bewegung, und Bewegung ist nichts anderes als Ausdruck dieser kosmischen Energie. Doch was ist diese Sache, die wir »Leben« nennen, eigentlich genau?

Du kennst sicher verschiedene Bereiche in deinem Leben: Liebe, die Arbeit, deine Gedanken, Träume und Fantasien, deine Gesundheit ... Bestimmt spürst du, dass all diese Bereiche ihre eigene »Energie« haben. Sie fühlen sich unterschiedlich an – und doch sind sie eng miteinander verwoben.

Im alten Indien dachten die Weisen und Yogameister viel über diese Dinge nach. Sie meditierten lange über das Rätsel der Lebensenergie, erkannten wesentliche Gesetzmäßigkeiten und entwickelten die Chakra-Lehre. Vor einigen Jahrzehnten galt es noch als sehr »esoterisch«, über Chakras zu sprechen. Denn was sollen diese mysteriösen Energiewirbel überhaupt sein? Man kann sie ja nicht sehen – kein Chirurg ist je bei einer Operation auf ein Chakra gestoßen.

Wenn wir über Phänomene jenseits der sichtbaren, materiellen Welt sprechen, ist uns unsere Sprache meist im Weg und führt zu vielen Missverständnissen: Wenn ein Physiker über »starke Kraft« spricht, meint er etwas anderes als ein Dichter, der über die »starke Kraft« der Liebe spricht. Die Liebe kann man nicht messen oder herausoperieren. Wer versucht, mit der Kraft der Liebe ein Elektroauto zu betreiben, wird nicht weit kommen. Umgekehrt kann auch das beste Sonnenkraftwerk einen Menschen nicht mit Liebe erfüllen. Aber selbst wenn wir im Bereich der klassischen Physik bleiben, geraten wir mit unserem alltäglichen Verständnis schnell in eine Sackgasse: Jeder Körper hat zweifellos einen physikalischen Schwerpunkt – doch meinst du, den könnte man operativ entfernen und dadurch schwerelos werden? Natürlich nicht!

Die Energien, von denen wir hier im Zusammenhang mit der Chakra-Lehre sprechen, sind natürlich keine physikalischen Energien. Es sind Energien wie Urvertrauen, Sinnlichkeit, Willenskraft, Mitgefühl, die Kraft der Sprache, der Wahrnehmung oder der Erkenntnis.

Das Vermächtnis der Weisen aus dem alten Indien besteht darin, dass sie uns ihr geheimes Wissen darüber hinterlassen haben, welche Form, Farbe und anatomische Entsprechungen diese Kräfte besitzen, wie sie miteinander verbunden sind und welche genauen Auswirkungen jede dieser Energien auf unser Leben, unsere Gesundheit, unser Wohlbefinden und unsere spirituelle Entwicklung hat. Mit anderen Worten gibt uns die Yogaphilosophie Werkzeuge an die Hand, durch die wir konkret mit den Chakras – den Energiezentren im Menschen – arbeiten und uns auf diese Weise körperlich und geistig weiterentwickeln können.

Wie du dir Chakras vorstellen kannst

Chakras sind keine anatomischen Organe. Sie sind, wie auch der physikalische Schwerpunkt des Körpers, zweifellos vorhanden, aber eben nicht greifbar. Sie haben, wie die Liebe, starken Einfluss auf unser geistiges und körperliches Wohlbefinden, aber sie sind nicht messbar.

Aber wie sollst du dir die Chakras dann vorstellen?

Du hast sicher schon Abbildungen von Chakras gesehen. Dabei solltest du jedoch immer bedenken, dass die Chakras für unsere Augen nicht sichtbar sind. Durch viel Erfahrung oder von besonders sensiblen Menschen können sie zwar durchaus wahrgenommen werden, aber selbst Maler, die mit ihren Chakras arbeiten, werden auf ein Problem stoßen, wenn sie etwas malen wollen, das sich der normalen Wahrnehmung entzieht. Eine Abbildung von einem Chakra ist also immer nur ein Eindruck, ein Aspekt des Chakras und nicht wie die Abbildung eines Apfels eine wirklichkeitsgetreue Wiedergabe. Daher kannst du Chakras manchmal als Kreise, manchmal als Wirbel und manchmal als Lotosblüten abgebildet sehen.

Chakra bedeutet wörtlich »Rad«. Und alle sehr sensiblen Menschen, die die Chakras wahrnehmen können, beschreiben sie tatsächlich stets in einer Kreisform. Der Kreis oder das kugelförmige Feld beschreibt den Aspekt der Ausdehnung des Chakras. Die Chakra-Wirbel geben eine Vorstellung von der Aktivität und Energie. Und die Lotosblüten sind eine Abstraktion vieler Eigenschaften des jeweiligen Chakras.

Du kannst dir die Chakras also zunächst einmal als aktive, bewegliche Energiefelder, als Lichtkugeln oder auch als Lotosblüten vorstellen. Mit einer Vorstellung, die nicht allzu starr und unveränderlich, sondern offen und flexibel ist, gelingt es dir leichter, deine Achtsamkeit auf den Bereich eines Chakras zu fokussieren. Im Laufe der Zeit wirst du eine immer klarere Vorstellung von deinen Chakras bekommen und verstehen, warum keine Chakra-Abbildung jemals richtig oder falsch sein kann.

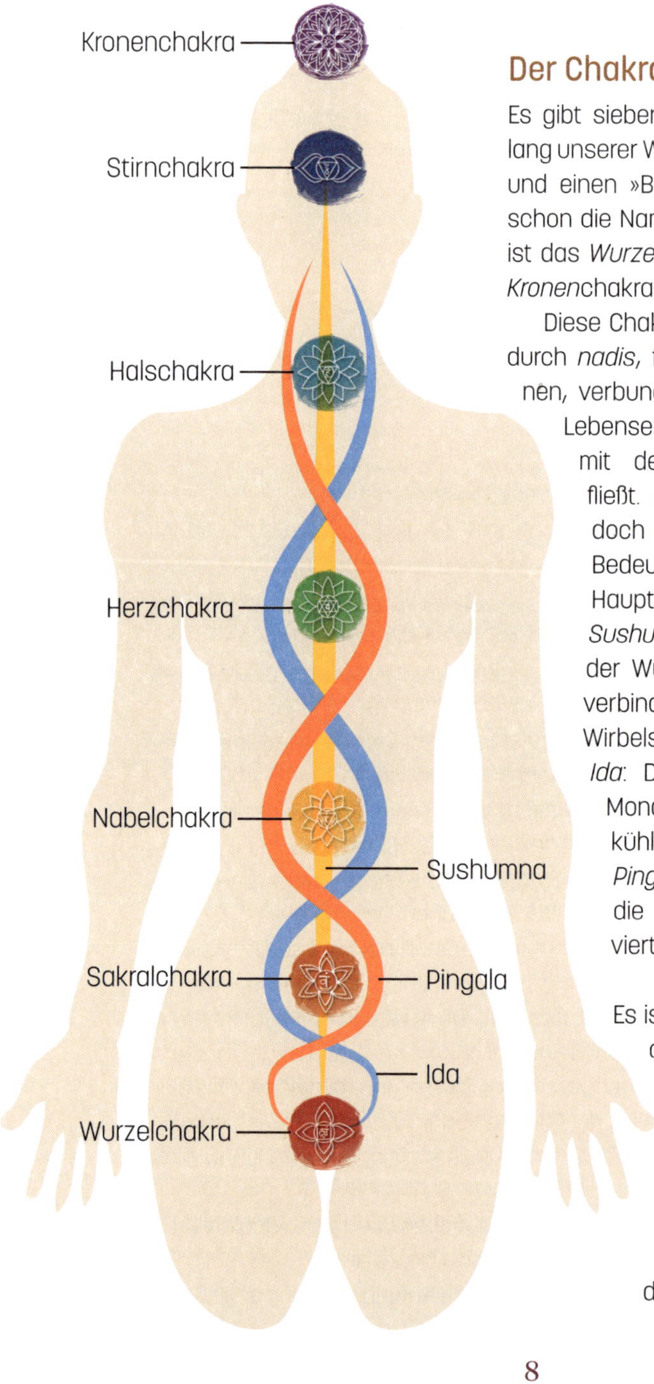

Der Chakrabaum

Es gibt sieben Hauptchakras, die entlang unserer Wirbelsäule aufgereiht sind und einen »Baum« bilden. Das zeigen schon die Namen: Das unterste Chakra ist das *Wurzel*chakra, das oberste das *Kronen*chakra.

Diese Chakras sind alle miteinander durch *nadis*, feinstoffliche Energiebahnen, verbunden, in denen *prana*, die Lebensenergie, die wir vor allem mit der Atmung aufnehmen, fließt. Es gibt unzählige Nadis, doch drei sind von besonderer Bedeutung und werden als die Hauptkanäle bezeichnet:

Sushumna: Der Zentralkanal, der Wurzel- und Kronenchakra verbindet und in der Mitte der Wirbelsäule verläuft.

Ida: Der linke Kanal, der die Mondkraft leitet, beruhigt und kühlt.

Pingala: Der rechte Kanal, der die Sonnenkraft leitet, aktiviert und wärmt.

Es ist wichtig, sich klarzumachen, dass alle Chakras miteinander verbunden sind und sich gegenseitig beeinflussen. Daher werden wir uns in diesem Workbook alle Chakras unter diesem Aspekt ansehen.

Kann ich die Chakras spüren?

Ganz gleich, was du schon über Chakras weißt oder nicht weißt: Fühle einmal in dich hinein, ob du unterschiedliche Energien in dir spüren kannst. Notiere deine Wahrnehmungen:

Gebrauchsanleitung für dieses Buch

Wenn du vor allem an Hintergrundwissen über die Chakras interessiert bist, empfehle ich dir mein *Chakra Praxisbuch*. Dort erfährst du viel über alternative Heilmethoden und Themen wie Aromaöle, Heilkräuter und Edelsteine im Zusammenhang mit der Chakra-Arbeit. Ich habe es vor über 20 Jahren geschrieben, und es ist inzwischen zu einem Standardwerk geworden.

In dem vorliegenden Workbook geht es nicht so sehr um reines Wissen, sprich um das intellektuelle Wissen, sondern um das Herzenswissen, das du nur durch eigene Erfahrung gewinnst. Dies ist ein »Arbeitsbuch« mit viel Platz, um deine Gedanken und Eindrücke hineinzuschreiben und es so zu deinem ganz persönlichen Begleiter zu machen. Dabei arbeitest du dich von unten nach oben durch alle Chakras durch, heilst und nährst sie und sammelst deine eigenen Erfahrungen, wobei der Schwerpunkt auf deiner spirituellen Persönlichkeitsentfaltung liegt. Du wirst an Selbsterkenntnis gewinnen, deinen stofflichen und feinstofflichen Körper intensiv kennenlernen, deine verschiedenen Energiezentren stärken und miteinander in Harmonie bringen – und dadurch an Ausstrahlung, innerer Kraft, Gesundheit und Gelassenheit gewinnen. Es ist eine Reise, die sich wirklich lohnt, eine Reise zu dir selbst!

Ich empfehle dir, die sieben Hauptkapitel dieses Buchs als »Chakra-Programm« durchzuführen: In jeder Woche ist ein Chakra dran.

Aber wie bei allem anderen auch: Der beste Ratgeber ist deine Intuition.

Der Chakra-Persönlichkeitstest

Bevor wir uns die einzelnen Chakras ansehen, schlage ich dir diesen kurzen Test als kleines »Experiment« vor. Du findest im Folgenden 28 Fragen, mit denen du einen ersten Anhaltspunkt dafür bekommen kannst, wie gut die Chakras bei dir entwickelt sind. Du beantwortest die Fragen einfach mit »Ja« oder »Nein« – denk nicht lange über die »richtige« Antwort nach, sondern antworte ganz intuitiv – so, wie es dir unmittelbar in den Sinn kommt.

Auf Seite 11 siehst du eine Abbildung der Chakras. Jedes Chakra enthält vier Felder mit einer Zahl, die jeweils einer Frage entspricht. Für jede Frage, die du mit »Ja« oder »Stimmt« beantwortest, malst du das entsprechende Feld aus (am besten in der zu dem jeweiligen Chakra passenden Farbe). Wenn du die 28 Fragen beantwortet hast, kannst du an diesem Bild unmittelbar ablesen, welche Chakras dein Leben derzeit besonders stark bestimmen und welche blockiert sind und dich an der Entfaltung deines ganzen Potenzials hindern.

1 Ich fühle mich in der Regel im Einklang mit dem Universum.
2 Meine Intuition ist ziemlich gut ausgeprägt.
3 Ich kann mich gut mit Worten ausdrücken.
4 Ich fühle mich meinen Mitmenschen emotional sehr verbunden.
5 Ich lebe aus dem Bauch heraus.
6 Ich bin meist voller Vitalität und Lebensfreude.
7 Ich liebe es, mich zu bewegen und meinen Körper zu spüren.
8 Es fällt mir leicht, zu meditieren und innere Ruhe zu finden.
9 Ich kann mich gut konzentrieren.
10 Ich fühle mich anderen gegenüber selbstsicher.
11 Vor der Einsamkeit habe ich große Angst.
12 Essen bedeutet für mich einen großen Lustgewinn.
13 Ich verstehe es, das Leben zu genießen.
14 Ich mache mir so gut wie nie Sorgen.
15 Mir fällt es mitunter schwer, die äußere Welt ernst zu nehmen.
16 Ich mache mir oft Gedanken über die Welt und das Leben.
17 Ich kann meine Gedanken leicht in Worte fassen.
18 Die Liebe scheint mir die wichtigste Kraft zu sein, die es gibt.
19 Ich ruhe in meiner Mitte und bin nicht leicht zu verunsichern.

20 **Ich bin ein sehr leidenschaftlicher Mensch.**
21 **Ich bin sehr natur-verbunden.**
22 **Meine seelische Heimat liegt jenseits der Welt der Dinge.**
23 **Ich habe intensive, farbenfrohe Träume.**
24 **Ich habe viele verschiedene Interessen.**
25 **Ich habe das Bedürfnis, mich künstlerisch auszudrücken.**
26 **Ich spüre meine Gefühle meist sehr körperlich.**
27 **Meine Sexualität ist mir sehr wichtig.**
28 **Ich bin voll Vertrauen in das Leben und die Zukunft.**

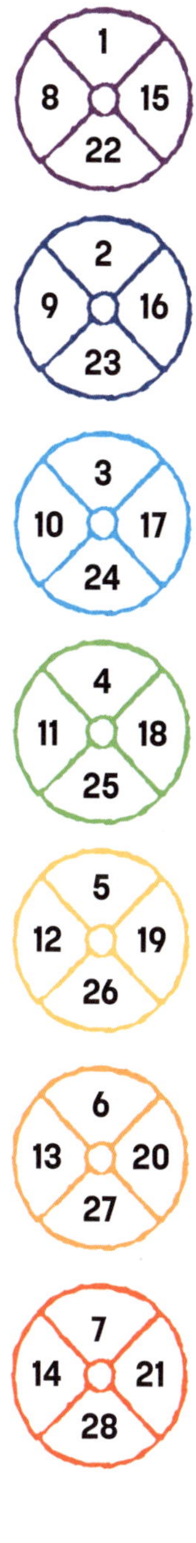

Hast du die Felder mit den Ziffern, die du im Test mit »Ja« bzw. »Stimmt« beantwortet hast, ausgemalt? Dann hast du jetzt ein anschauliches Bild des augenblicklichen Zustandes deiner Chakras vor dir.

Das Bild wird noch aussagekräftiger, wenn du nun nochmals alle Fragen durchgehst und die Fragen, auf die du mit *absoluter Sicherheit* »Nein« oder »Stimmt nicht« antwortest, mit einem schwarzen Kreis markierst. Diese Fragen, die du mit einem klaren »Nein« beantwortest, weisen auf Blockaden in dem entsprechenden Kraftzentrum hin.

So ein kurzer Test sagt natürlich nicht alles. Er gibt nur einen kleinen Einblick – ist eine erste Orientierungshilfe. Interessant wird aber bestimmt sein, wie sich dein Chakra-Baum verändert hat, nachdem du das 7-Wochen-Programm durchgeführt hast. Du kannst den Test und die Auswertungsgrafik aus dem Buch kopieren oder einfach über irisiana.de/chakra-workbook herunterladen und ausdrucken. Sicherlich werden sich einige Chakras im Laufe der Zeit verändert haben, und manche, oder vielleicht sogar alle Blockaden, werden sich aufgelöst haben.

Wenn du möchtest, kannst du dir natürlich mehr Zeit für jedes einzelne Chakra nehmen und beispielsweise jedem Chakra einen Monat widmen. Ebenso ist es möglich und meist auch sinnvoll, das 7-Wochen-Programm mehrmals im Jahr auszuführen. Höre dabei am besten immer auf deine Intuition, denn niemand weiß besser als du, was du für deine Gesundheit, deine Entwicklung und dein Glück brauchst.

Und nun fangen wir an. Ganz unten …

Wurzelchakra

Ich bin sicher und geborgen

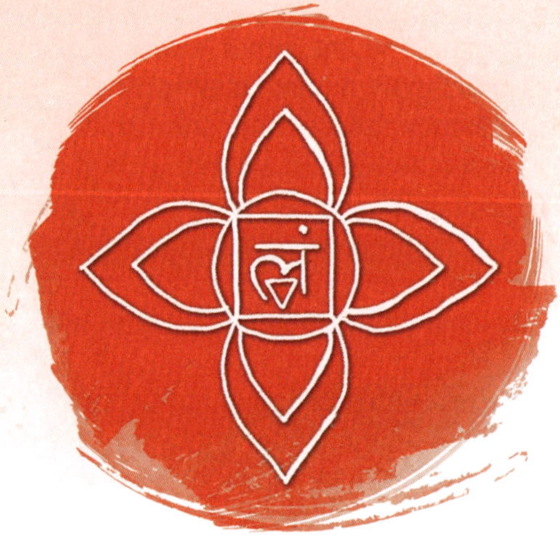

Muladhara-Chakra

मूलाधार चक्र

Erstes Chakra

Basischakra

Stärke, Sicherheit, Vertrauen

Das Wurzelchakra liegt im Beckenboden, zwischen Damm und Anus. Es ist das unterste Chakra, das die Basis für alle anderen Chakras bildet und der Ursprung der Kundalini, der kosmischen Energie im Menschen, die einer schlafenden Schlange gleich am untersten Ende der Wirbelsäule ruht.

Der Sanskrit-Begriff *muladhara* leitet sich von *mula* (»Wurzel«) und *adhara* (»Stütze«) ab.

Dieses Energiezentrum ist sehr wichtig für deine spirituelle Entwicklung und deine Gesundheit – wenn die Wurzel krank ist, kann der Baum nicht gedeihen. Daher tust du gut daran, dein Wurzelchakra zu heilen und zu stärken.

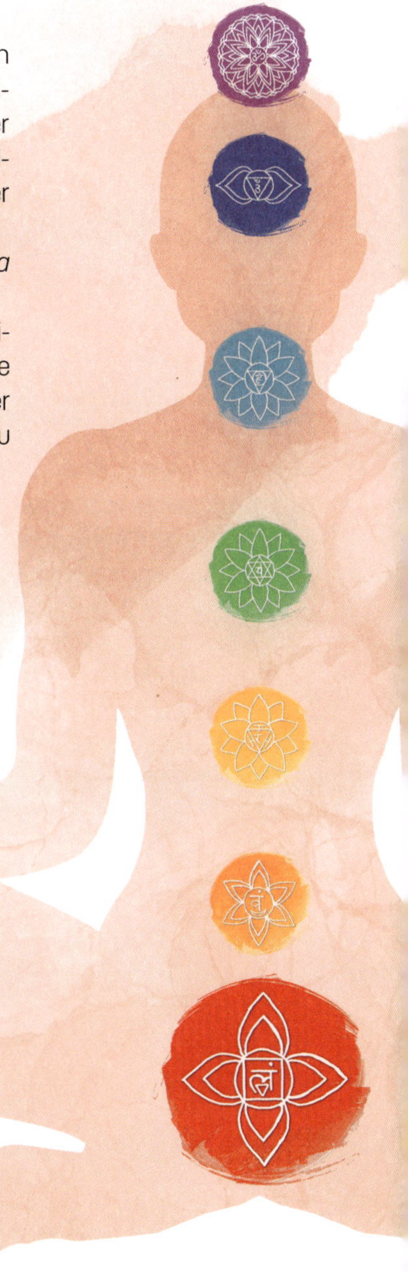

Lage
Beckenboden

Farbe
Rot

Element
Erde

Symbol
Quadrat

Themen
Sicherheit, Urvertrauen, Stabilität, Lebenswille, Überleben, Selbsterhaltung, Erdung

Kernsatz
Ich bin stark und voll Vertrauen.

Das »Ich bin«-Chakra

Jedes Chakra ist auch Ausdruck eines Teils unseres Lebens. Beim Wurzelchakra handelt es sich um das Sein an sich: Dieses Chakra trägt deine körperliche und seelische Identität. Indem du dein Wurzelchakra heilst und nährst, festigst du das Fundament deines wahren Seins und erhöhst deine Lebensenergie.

Wenn das Wurzelchakra gesund und in Harmonie ist

Ist dein Wurzelchakra gut entwickelt und in Harmonie mit den anderen Chakras, ist das großartig; deine körperlichen und seelischen »Wurzeln« sind dann fest im Sein verankert. Du wirst nicht mit materiellen Problemen und Weltfremdheit zu kämpfen haben, bist eins mit der Natur, mit deiner Heimat, deinem Beruf und deiner Familie. Ein starkes Wurzelchakra bildet die Grundlage für dein spirituelles Wachstum und den Erfolg in deinem Leben. Du bist energiegeladen, und es fällt dir leicht, etwas in der Welt zu bewegen und deine Ziele in Einklang mit deiner Natur zu erreichen.

Wie fühle ich mich?

Was geht gerade in dir vor, wenn du über die positiven Wirkungen des Wurzelchakras liest? Kannst du dich in der Beschreibung wiederfinden? Oder motiviert sie dich, bestimmte Aufgaben und Lebensaspekte zu verwirklichen? Schreibe auf, was dir spontan in den Sinn kommt.

Wie sich Blockaden im Wurzelchakra zeigen

Dass das unterste Chakra voll entwickelt und ohne jegliche Blockaden ist, kommt selten vor – beinahe jeder Mensch hat Dinge in seinem Leben erfahren, die ihn daran hindern, seine spirituellen Wurzeln ganz zu entfalten und Urvertrauen zu entwickeln. Blockaden im Wurzelchakra zeigen sich vor allem durch mangelndes Vertrauen, Selbstsucht, übermäßiges Essen oder existenzielle Ängste, wie der Angst zu verarmen, Opfer von Verbrechen zu werden oder seine Familie zu verlieren. Auch das Anklammern an andere Menschen oder Weltfremdheit weisen auf ein schwach ausgeprägtes Wurzelchakra hin.

Welche Blockaden kann ich spüren?

Kannst du Blockaden des Wurzelchakras finden, die auf dich zutreffen?

Wie fühlt sich mein Wurzelchakra an?

Setze dich hin, schließe die Augen und komm ein wenig zur Ruhe. Lege nun deine Hände über das Wurzelchakra, also auf den Unterbauch, über das Schambein, und spüre genau hin. Was nimmst du wahr?

Die Verbindung zwischen Himmel und Erde

Ich stelle dir später noch ein kurzes Chakra-Yoga-Programm vor – hier ist es nur eine Übung, die ganz besonders wichtig für das Wurzelchakra ist: die Baumstellung, indisch *vrikshasana*. Es gibt viele Varianten und ähnliche Stellungen; auf was es ankommt, ist das Gleichgewicht und die Verwurzelung mit dem Boden bei gleichzeitiger Ausrichtung nach oben. Die Baumstellung ist ideal, um die Verwurzelung mit dem tragenden Boden zu stärken und Disharmonien auszugleichen.

In der Baumstellung stehst du auf einem Bein. Bei dieser Variation hebst du das rechte Bein nur ein klein wenig und kreuzt die Beine an den Fußknöcheln. Hebe dann die Arme und breite sie nach oben aus – wie die Krone eines Baumes. Bleibe zehn Atemzüge in der Stellung und wechsle dann die Beine, sodass du auf dem rechten Fuß stehst und der linke angehoben ist. Wenn dir die Stellung leichtfällt, versuche sie mit geschlossenen Augen auszuführen.

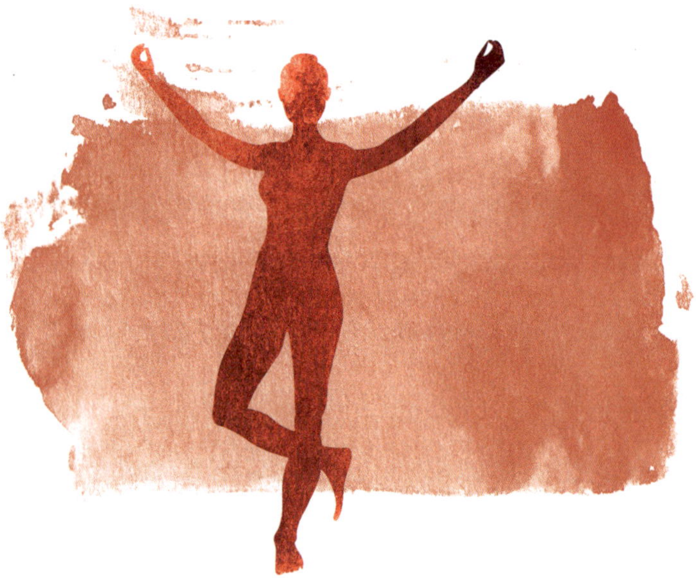

Was spüre ich bei der Übung?

Vielleicht merkst du bei so einer Gleichgewichtsübung, dass die Bewegungen in deinen Gedanken und Gefühlen es schwer machen, ganz still und sicher zu stehen? Beobachte das achtsam und notiere deine Erfahrungen mit dem äußeren und inneren Gleichgewicht.

Tipps zur Stellung

Das Ziel der Übung ist, durch das körperliche Gleichgewicht auch die Seele ins Gleichgewicht zu bringen und dadurch das Wurzelchakra zu kräftigen. Versuche nicht mit aller Gewalt, vielleicht gar durch Herumhüpfen, auf dem einen Bein zu stehen – darum geht es nicht. Das nicht-schwankende Gleichgewicht stellt sich ein, wenn dein Geist zur Ruhe kommt. Gerade anfangs ist es hilfreich, wenn du den Blick auf einen Punkt auf dem Boden, etwa zwei Körperlängen entfernt, richtest. Wenn dein Stand ganz sicher ist, kannst du auch versuchen, mit geschlossenen Augen zu stehen. Das geht nur, wenn der Geist wirklich ganz ruhig ist.

Bewahre die Geduld, wenn es dir nicht gleich gelingt. Jedes Mal, wenn du übst, nährst du dein Wurzelchakra.

Fantasiereise: Fest in der Erde verwurzelt

Fantasiereisen lösen Bilder und Assoziationen in unserem Geist aus – so werden komplizierte Zusammenhänge durch Bilder und Gefühle deutlich. Eine solche Fantasiereise wird meist von außen geführt – bei einer direkten Sitzung mit jemandem, der dich durch die Reise führt, mit einer CD oder einer anderen technischen Möglichkeit. Das geht natürlich in einem Buch nicht – und mir scheint es auch nicht sinnvoll, dir einen langen Text vorzulegen, den du dann auswendig lernen müsstest. Es geht aber auch einfacher. Du hast ja glücklicherweise deine Fantasie – ich werde dir daher nur einen kurzen Text präsentieren. Es genügt, ihn einmal durchzulesen – die Einzelheiten wird deine Fantasie für dich ergänzen. Im Text stehen also nur die Grundzüge – du kannst daraus eine zehnminütige Kurzreise machen oder aber für ein Stunde in die Welt deiner Fantasie eintauchen …

Du stehst an einem Strand und siehst einen wunderschönen roten Sonnenuntergang. Hinter dir ist ein Wald mit großen, starken Bäumen. Es ist warm, und du bist sicher und geborgen und weißt, dass du beschützt wirst. Geh auf Abenteuersuche – lass dich von deiner Fantasie führen. Was du auch tust: Du bist sicher und voller Kraft; nichts kann dir geschehen … Genieße das Gefühl von Freiheit und Sicherheit.

Meine Erfahrungen und Gefühle bei der Fantasiereise:

Meine Wurzelchakra-Geschichte

In eine Fantasiereise einzutauchen kann sehr kraftvoll sein. Mithilfe deiner Fantasie kannst du dein Wurzelchakra aber auch ganz direkt heilen und entfalten: Schreibe eine eigene, kurze Geschichte, die sich auf Sicherheit, Lebensenergie und Vertrauen bezieht. Schreib, ohne allzu viel nachzudenken. Schreibe nicht aus dem Kopf, sondern »aus dem Bauch«. Du musst dich dabei auch gar nicht zwanghaft um Positives bemühen: Auch das Aufdecken von möglichen Blockaden ist wichtig für deine Entwicklung.

Blockaden des Wurzelchakras spüren

Wenn dein Wurzelchakra blockiert oder geschwächt ist, spürst du das – auch wenn du dich vorher noch nie mit den Chakras befasst hast. Meist zeigen sich Störungen im Muladhara-Chakra in einem Mangel an Lebenskraft, in Erschöpfung, Unsicherheit, fehlender Gelassenheit und fehlendem Vertrauen.

Wie sieht es bei dir aus? Spüre einmal nach, welche Reaktionen die folgenden Aussagen bei dir auslösen, und mach dir dazu kurze Notizen.

Ich fühle mich sicher und gelassen.

Ich vertraue dem Leben und den Menschen, denen ich begegne.

Ich bin im Allgemeinen voller Kraft und Lebensenergie.

Vielleicht hast du das Gefühl, dass du dich ständig schützen musst, siehst vor allem die negativen Seiten an anderen Menschen oder dir selbst? Dann nimm es einfach wahr, wie es ist. Das zeigt dir nur, dass dein Wurzelchakra geschwächt ist, doch im Laufe dieses Buches wird sich viel ändern. Im Moment ist es erst einmal nur wichtig, dass du dich selbst akzeptierst wie du bist, damit du wachsen kannst.

Blockaden im Wurzelchakra auflösen

Die Ursachen von Blockaden im Wurzelchakra reichen oft weit zurück; manchmal sogar bis vor der Geburt. Ein Kind, das nicht ganz angenommen oder vernachlässigt wurde, hat nicht gelernt, sein Urvertrauen vollständig zu entwickeln.

Das ist ganz natürlich – doch es behindert leider das spirituelle Wachstum. Die gute Nachricht: Es ist nie zu spät, das Wurzelchakra zu heilen.

Alles, was du in diesem Kapitel tust, aktiviert die Energie deines Wurzelchakras.

Hier sind ein paar konkrete Dinge, die dir helfen werden:

- Meditiere täglich zu einer festen Zeit. Setze dich hin, komm zur Ruhe und richte deine Achtsamkeit auf dein Wurzelchakra.
- Mache, wann immer es dir möglich ist, einen längeren Spaziergang in der Natur. Spüre die Verbindung mit der Erde.
- Richte deine Achtsamkeit auf die Kraft des Vertrauens. Wenn es dir schwerfällt zu vertrauen, versuche eine Fantasiereise zu machen, in der dir die Kraft des Vertrauens hilft.

Meine Erfahrung: Was funktioniert für mich?

Überlege einmal, in welchen Situationen sich Vertrauen, Lebensfreude und Stabilität in deinem Leben manifestiert und dir geholfen haben.

Farben und Formen – Wurzelchakra

Den Chakras sind nicht willkürlich ganz bestimmte Farben zugeordnet. Jede Farbe bringt eine andere Energie mit sich. Beim Wurzelchakra ist es die Farbe Rot.

Was bedeutet die Farbe Rot für mich persönlich?
An was muss ich bei ihr denken?

Rot wird von den meisten Menschen als warm und intensiv empfunden. Rot ist die Farbe der Leidenschaft, des Blutes, der Stärke – aber auch die Farbe der Gefahr, der Wut und Begierde. Eigentlich seltsam, dass Rot so unterschiedliche, ja gegensätzliche Aspekte besitzt. Doch die scheinbaren Widersprüche lösen sich auf, wenn du erkennst, dass all diese Dinge mit dem Wurzelchakra in Verbindung stehen: Rot symbolisiert die zugrunde liegende Energie – und ihre Manifestation bei einem harmonisch entwickelten oder aber blockierten Chakra!

Jedes Chakra ist auch mit einem bestimmten Symbol verbunden. Im Falle des Wurzelchakras ist es das Quadrat, das Symbol der Festigkeit, Ordnung und der Erde. Im Englischen bedeutet *square* nicht nur »quadratisch«, sondern auch brav, ordentlich und weniger an Abenteuern als an Sicherheit orientiert.

Was ist in meinem Leben fest, gerade und gleichmäßig?

Das Wurzelchakra-Mandala

»Ausmalen« klingt nach Kinderspiel – doch es ist eine gute Möglichkeit, sich zu fokussieren und in sein Tun zu vertiefen. Das Ausmalen des Chakras ist eine Art Meditation, bei der du dich mit dem Chakra verbindest und es heilst.

Am besten verwendest du Rottöne, doch falls es dir deine Intuition sagt, kannst du auch andere Farben ausprobieren.

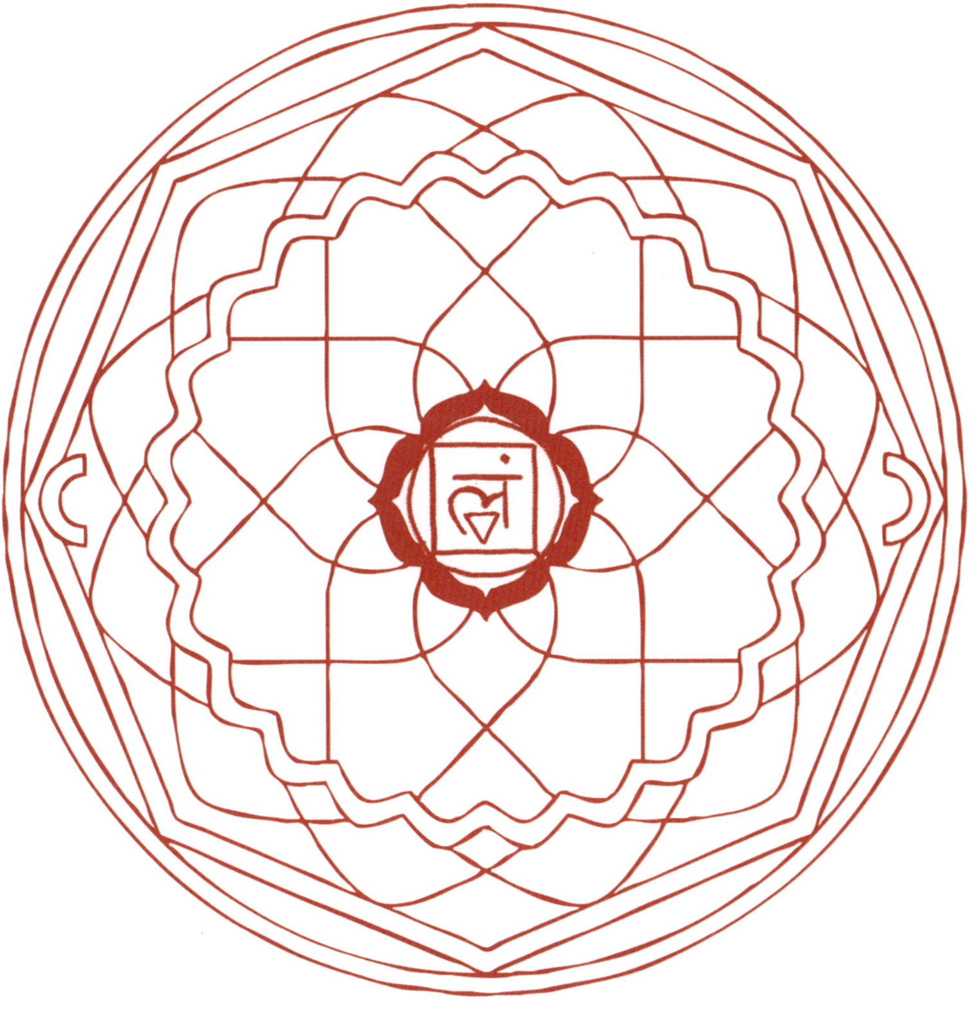

Materielle Sicherheit

Ein wichtiger Aspekt des Wurzelchakras ist die Sicherheit auf der materiellen Ebene.

Sobald ein Gefühl der Unsicherheit auftritt, wird das Wurzelchakra, das ja nach Sicherheit und Festigkeit strebt, aktiviert. Wenn es harmonisch und stark ist, wird es leicht mit den Unsicherheiten produktiv umgehen können. Wenn es jedoch blockiert ist, führt Unsicherheit zu Angst und kopflosem Handeln. Vielleicht hast du gerade finanzielle Schwierigkeiten, dein Job wurde dir gekündigt oder du leidest unter starken finanziellen Belastungen: Das bedeutet Stress und Unsicherheit, die einerseits zu einer starken Motivation führen, sich andererseits aber auch in Angst und Depressionen ausdrücken können. Was sich bei dir manifestiert, hängt von der Gesundheit deines Wurzelchakras ab.

Vielleicht hast du in diesem Bereich zurzeit gar keine Probleme? Das ist natürlich erfreulich – und eine gute Chance, dein Wurzelchakra nun in der Gegenwart von Verletzungen aus der Vergangenheit zu heilen und zu stärken, um auch in Zukunft produktiv mit materiellen Unsicherheiten umgehen zu können.

Was würde ich fühlen, wenn ich ab nächstem Monat nur halb so viel Geld zur Verfügung hätte?

Was würde ich tun?

Die Wurzel der Gier heilen

Eine ungesunde Reaktion auf die Bedrohung der materiellen Sicherheit ist Gier, eines der drei so genannten Geistesgifte (die anderen beiden sind Hass und Unwissenheit). Gier heißt, immer mehr zu wollen – ohne Rücksicht darauf, was die wahren Ziele sind oder ob es einem gut tut. Gier kann nie befriedigt werden: Daher ist sie so gefährlich.

Ein gewisses Maß an Gier ist allerdings sehr menschlich. Vielleicht ist es sogar in unserer Biologie angelegt. Das bedeutet jedoch nicht, dass sie gesund ist. Gier ist Ausdruck eines Mangels – und auf energetischer Ebene liegt dieser Mangel oder diese Blockade im Wurzelchakra. Unbewusst versuchen wir dann, diesen energetischen Mangel auszugleichen. Doch wenn das Wurzelchakra blockiert ist, funktioniert das nicht. Das ist wie bei einem Auto, bei dem die Benzinpumpe nicht arbeitet: Die Energie ist potenziell vorhanden, doch sie kann nicht wirken.

Sich vor Gier zu hüten, heißt nicht, asketisch zu leben und auf möglichst viel zu verzichten. Es bedeutet vielmehr, dem Materiellen seinen ihm zugedachten Platz zu geben, ohne das Spirituelle zu verdrängen.

Gedankenexperiment: Vollkommene Wunscherfüllung

Für diese kleine Übung stellst du dir vor, jeder, wirklich jeder Wunsch von dir ginge sofort in Erfüllung. Bleibe wenigsten fünf Minuten bei der Übung und sieh, was geschieht. Notiere deine Erfahrungen:

Gesundheit und das Wurzelchakra

Die Chakras sind zwar selbst keine stofflichen Organe, aber sie wirken auf unsere Organe und das fein abgestimmte Zusammenspiel zwischen allen körperlichen Abläufen, das wir »Gesundheit« nennen.

Das Wurzelchakra betrifft vor allem:

- Knochen
- Dickdarm
- Nägel und Zähne
- Nebennieren (Kortison, Adrenalin)

Krankheiten, die durch ein blockiertes Wurzelchakra gefördert, ausgelöst oder aufrechterhalten werden:

- Verstopfung
- Kreuzschmerzen
- Zahnprobleme
- Schlechte Wundheilung

Wie steht es um meine Gesundheit?

Sieh einmal genau hin, ob eines der genannten gesundheitlichen Probleme für das Wurzelchakra auf dich zutreffen – falls ja: Arbeite das Kapitel Wurzelchakra besonders intensiv durch. Welche Probleme kannst du wahrnehmen?

Der Ursprung des Vertrauens

Das Urvertrauen ist eine Kraft, die im Wurzelchakra zu Hause ist. Manchmal wird dieses Urvertrauen früh im Leben beeinträchtigt, beispielsweise durch Eltern, die nicht ausreichend Schutz und Sicherheit vermitteln. Das setzt sich dann im ganzen Leben fort. Um diesen Teufelskreis zu durchbrechen, ist es wichtig, das Wurzelchakra zu heilen und Blockaden zu lösen.

Was empfindest du bei der folgenden Aussage?

Ich vertraue dem Leben.

Das Urvertrauen blockierende Glaubenssätze

»Blockierende Glaubenssätze« sind Aussagen, die ein Teil deines Weltbildes sind – und die dich daran hindern, dein Potenzial zu entfalten, glücklich zu werden und zu wachsen. Solche Glaubenssätze können sich auf die Welt oder auf dich selbst beziehen. Beispielsweise »Man muss aufpassen, denn man kann den Menschen nicht trauen« oder »Ich brauche materielle Sicherheit«. Was sind wohl deine persönlichen Glaubenssätze, die dich in deiner Entwicklung hemmen?

Meine Glaubenssätze:

7 Dinge für 7 Tage – Wurzelchakra

An dieser Stelle möchte ich dir bei jedem Chakra-Kapitel sieben Kurzübungen, Gedankenspiele, Inspirationen und Tipps geben und dir vorschlagen, diese Hinweise sieben Tage lang zu beachten: Dadurch wirst du Erfahrungen machen, die dich erkennen lassen, wie du dein Wurzelchakra aktivieren und dein Urvertrauen stärken kannst.

1. Ernährung ist wichtig. Gerade für das Wurzelchakra. Ich meine jedoch, dass jeder Mensch verschieden ist. Eine ausgewogene Ernährung ist natürlich gut. Doch viel besser als exakte Ernährungspläne ist deine Intuition, verbunden mit Achtsamkeit! Iss achtsam.

2. Stehe mindestens einmal am Tag für mindestens eine Minute barfuß auf der Erde. Schließe dabei die Augen und spüre dein Wurzelchakra.

3. Bewege dich regelmäßig. Ob du nun Sport machst, Yoga übst oder einfach spazieren gehst: Wichtig ist, dass du es achtsam tust. Mindestens 15 Minuten pro Tag.

4. Führe morgens kalte Waden- und Schenkelgüsse durch. Lass dazu einen kalten Wasserstrahl von den Füßen bis zur Leiste und wieder zurückwandern.

5. Bring möglichst viel Rot in deine Umgebung: Stelle rote Blumen auf den Tisch, wähle Kleidung mit Rottönen oder hänge ein Bild mit Rottönen auf, beispielsweise einen Sonnenuntergang oder das Mandala, das du ausgemalt hast.

6. Gönn dir eine kurze Fußmassage, bei der du vor allem den Fersenbereich behandelst.

7. Höre rhythmisch betonte Musik oder trommle selbst ein wenig.

Wochenprotokoll Wurzelchakra – Was hat mir wann gutgetan?

Tag 1

Tag 2

Tag 3

Tag 4

Tag 5

Tag 6

Tag 7

Die Wurzelchakra-Energiemassage

Eine Chakra-Energiemassage trägt dazu bei, das behandelte Chakra zu heilen und zu harmonisieren. Gerade wenn du spürst, dass du Schwierigkeiten mit Vertrauen und materieller Sicherheit hast, hilft die Wurzelchakra-Energiemassage dir, wieder in Balance zu kommen.

Lege dich dazu entspannt auf den Rücken und schließe die Augen. Reibe die Handflächen zunächst einige Male kräftig aneinander – das regt die Handchakras an und verstärkt die Übung.

Atme jetzt ein paarmal ganz bewusst tief ein und aus. Achte dabei erst einmal ausschließlich auf das Fließen des Atems. Möglicherweise spürst du dabei ein kleines Kribbeln in deinen Händen – das ist das Prana, dass sich in deinen Handchakras bewegt und die Energie in deinen Händen fließen lässt.

Dann legst du deine Hände auf den Unterleib, rechts und links in die Leistengegend. Die Daumen liegen dabei in Höhe des Schambeins, die restlichen Finger weisen nach unten.

Stelle dir beim Einatmen vor, wie du Prana, die Lebensenergie, durch die Atmung aufnimmst.

Atme nun ganz langsam aus und lass dabei die Energie in das Wurzelchakra fließen. Stelle dir dabei vor, wie ein roter Lichtstrom aus deinen Händen in dein Wurzelchakra strömt.

Mach auf diese Weise sieben tiefe und langsame Atemzüge.

Bei jedem Ausatmen visualisierst und spürst du immer wieder, wie rote, warme Strahlen aus deinen Händen in den ganzen Unterleib strömen und sich im Chakra konzentrieren.

Nach den sieben Atemzügen legst du die Hände wieder auf den Boden.

Spüre den Wirkungen noch eine Weile nach und genieße das Gefühl. Spüre nach, wie sich deine Verbindung zur Erde und dein Urvertrauen verändert haben.

Hat sich etwas verändert? Fühlt sich dein Beckenboden wärmer und lebendiger an? Spürst du eine emotionale Veränderung? Fühlst du dich energiegeladener, kraftvoller und geerdeter?

Schreibe deine Erfahrungen mit der Chakra-Massage auf.

Das Wurzelchakra-Mantra

Ein Mantra ist ein heiliges Wort, ein kurzer Satz, oder nur eine Silbe. Da du nun gerade dein Wurzelchakra mit der Energiemassage aktiviert hast, kannst du gleich auch einmal die Mantra-Silbe für das Wurzelchakra »chanten« – also »singen«. Du kannst die Silbe auf einem Ton singen oder mit einer kleinen Melodie – das Ziel ist, eine leichte Trance zu erzeugen, die das Wurzelchakra anregt. Wiederhole nur die eine Silbe. Immer wieder.
Die Silbe für das Wurzelchakra ist LAM (gesprochen: Laam).

Meine Empfindungen beim Mantra-Chanten

Das Wurzelchakra-Yoga-Programm

1. Entspannung und Aufwärmübungen

Die kurze Übungsreihe beginnt damit, dass du dich erst einmal hinlegst und gründlich entspannst. Das geht am besten, wenn du den Körper von Fuß bis Kopf durchgehst, die einzelnen Muskelgruppen – Füße, Beine, Po, unterer Rücken, Bauch, oberer Rücken, Arme, Nacken, Gesicht – jeweils kurz anspannst und dann bewusst wieder loslässt.

Dann beginnst du mit den Aufwärmübungen:

Rückenrollen: Setze dich mit angewinkelten Beinen hin, verschränke die Hände hinter den Kniekehlen und drücke dein Kinn sanft gegen die Brust. Schaukle nun ein wenig hin und her. Mach den Rücken dabei so rund es geht und rolle nach hinten und nach vorn. Je weniger Schwung du nehmen musst, desto besser.

Pferderücken – Katzenbuckel: Du kniest im Vierfüßlerstand. Dein Rücken ist zunächst parallel zum Boden. Dann machst du beim Einatmen einen »Pferderücken«, gehst also ganz leicht (!) ins Hohlkreuz. Beim Ausatmen machst du einen »Katzenbuckel«. Wechsle ein paar Mal, zusammen mit der Atembewegung, zwischen diesen beiden Stellungen hin und her.

Nackendehnung: Setze dich in den Schneidersitz (oder Lotossitz, wenn dir das möglich ist). Lass deine Wirbelsäule ganz gerade und lang werden. Mit der Einatmung drehst du dann ganz langsam den Kopf nach rechts. Beim Ausatmen entspanne die Schultern und dreh den Kopf noch ein wenig weiter nach rechts. Aber völlig ohne Gewalt! Beim nächsten Einatmen drehst du den Kopf langsam nach links, entspannst beim Ausatmen wieder den oberen Rücken und drehst den Kopf vorsichtig noch ein wenig weiter. Wiederhole den Zyklus fünfmal.

Beckenkreisen: Ein lockeres Becken hilft, die Kundalini-Kraft im Beckenboden zu stärken – das ist wichtig für den Energiefluss zwischen den Chakras. Du stehst aufrecht und entspannt, legst die Hände an die Hüften und lässt das Becken – und nur das Becken, nicht den Kopf und die Schultern! – kreisen. Siebenmal im Uhrzeigersinn, siebenmal gegen den Uhrzeigersinn.

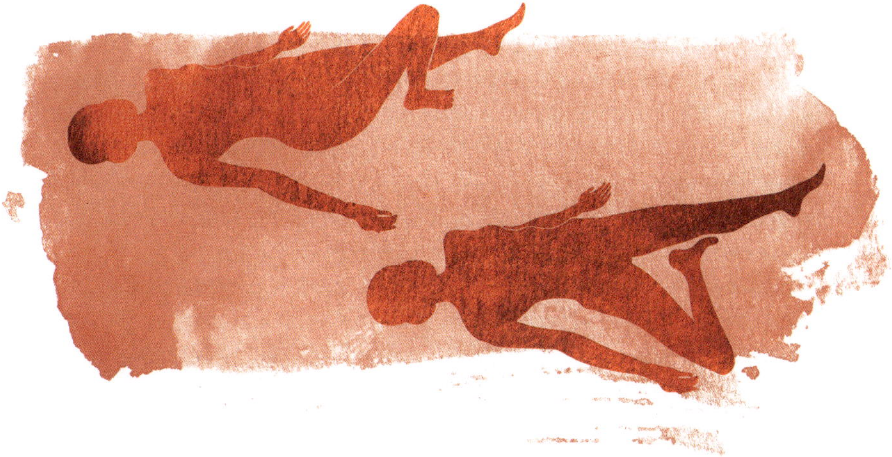

2. Liegende Baumstellung

Lege dich bequem auf den Rücken – deine Beine sind dabei leicht geöffnet, und die Fußspitzen fallen locker auseinander, die Handflächen zeigen nach oben. Entspanne dich kurz in dieser Haltung.

Dann stellst du das rechte Bein auf, während das linke entspannt liegen bleibt. Gleite mit dem rechten Fuß am linken Bein entlang aufwärts, bis er neben dem linken Knie steht.

Nun lass das rechte Knie langsam nach rechts sinken. Erzwinge nichts – versuche nicht, das Knie auf den Boden zu drücken.

Bleibe etwa 30 Sekunden in dieser Stellung und atme dabei tief und entspannt.

Hebe dann das linke Knie wieder an und lass das Bein entspannt zu Boden gleiten. Wiederhole die Übung dann auch mit dem rechten Bein.

3. Tiefe Hocke

Bei dieser Übung stehst du. Deine Füße sind dabei etwas mehr als schulterbreit auseinander – die Zehen zeigen leicht nach außen. Geh dann langsam und vorsichtig in die Hocke und halte dabei deine Wirbelsäule möglichst aufrecht. Die Fußsohlen sollten dabei flach auf dem Boden bleiben. Geh nur so tief, wie es dir ohne Anstrengung möglich ist, und achte auf eine gerade Wirbelsäule. Anfangs wirst du vielleicht nicht besonders tief kommen. Das macht nichts – mit der Zeit wirst du flexibler werden.

Atme in der Hocke siebenmal tief ein und aus. Spanne bei jedem Einatmen die Beckenbodenmuskeln an und entspanne dich bei jedem Ausatmen wieder.

Nach sieben Atemzügen streckst du die Beine wieder und schüttelst sie kurz aus.

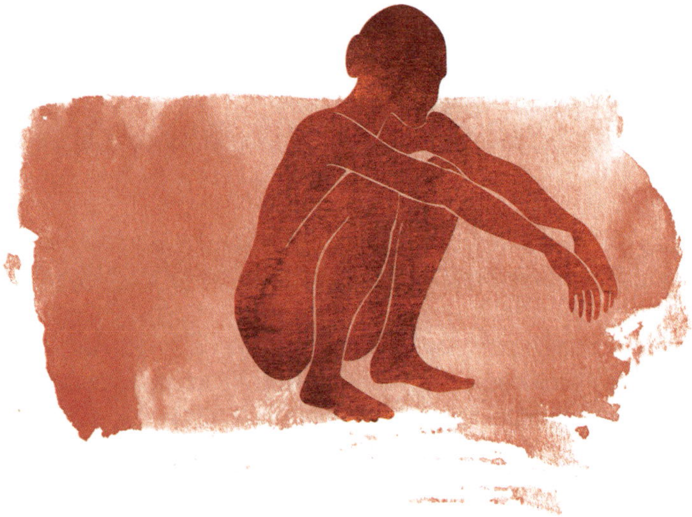

4. Igelstellung

Lege dich auf den Rücken, entspanne dich. Ziehe dann beide Beine an, indem du die Knie mit beiden Händen umfasst und sie möglichst nah zur Brust ziehst. Gleichzeitig hebst du den Kopf ein wenig und versuchst, die Stirn so nah wie möglich an die Knie zu bringen.

Atme in dieser Stellung siebenmal ein und aus. Konzentriere dich bei der Igelstellung auf dein Wurzelchakra.

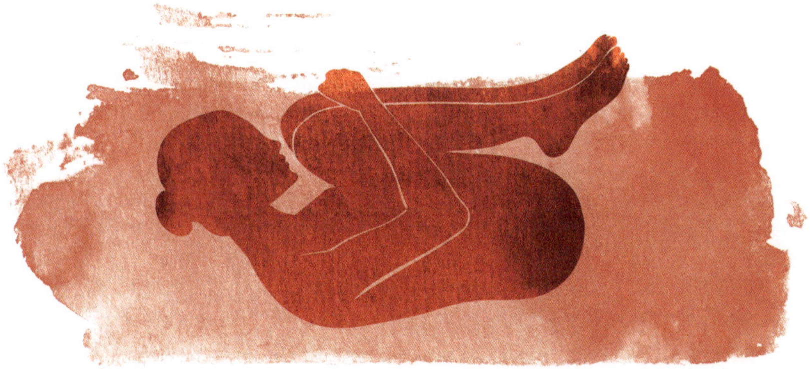

5. Chakra-Yoga-Vollatmung

Begib dich in den Schneidersitz oder, wenn dir das leichtfällt, in den halben oder vollen Lotossitz. Schließe die Augen und lass deine Gedanken und deinen Atem immer mehr zur Ruhe kommen.

Konzentriere dich nun ganz auf das Wurzelchakra.

Atme acht Sekunden durch die Nase ein. Dann halte den Atem für vier Sekunden an und spanne den Beckenboden an. Lass anschließend die Spannung wieder los und atme acht Sekunden lang aus.

Wiederhole diesen Atemzyklus siebenmal.

6. Wurzelchakra-Meditation

Von der Atemübung kannst du gleich zur Meditation übergehen. Du richtest deine Achtsamkeit dabei auf das Wurzelchakra und versuchst zu spüren, wie dich dieses Chakra mit der Kraft der Erde und deiner ursprünglichen Lebenskraft verbindet. Lege die Handrücken auf die Knie und führe Daumen und Zeigefinger zu einem Kreis zusammen. Durch diese Mudra wird ein Energiekreislauf geschlossen, der das Wurzelchakra anregt.

Atme tief ein und sprich siebenmal leise und weich das Mantra »LAM«. Verteile die sieben »LAM« wie sieben Glockenschläge gleichmäßig über das Ausatmen, sodass du das letzte »LAM« mit dem letzten Rest deiner Atemluft aussprichst.

Atme dann wieder langsam ein und wiederhole das Ganze siebenmal. Richte deine Achtsamkeit während der gesamten Meditation auf das Wurzelchakra.

7. Schlussentspannung

Lege dich zum Abschluss hin, um das Chakra-Yoga-Programm mit einer gründlichen Entspannung zu beenden. Dabei gehst du vor wie am Anfang des Programms und spannst nacheinander alle Muskeln kurz an und entspannst sie dann. Wenn dein ganzer Körper locker ist, gehst du noch tiefer in die Entspannung. Lass dich von der Erde tragen. Setze deine Vorstellungskraft ein, um das Wurzelchakra nochmals sanft anzuregen und den Energiefluss im Beckenbodenbereich zu harmonisieren.

Visualisiere einen kleinen, roten Lichtwirbel auf Höhe des Steißbeins – und lass diesen Energiewirbel mit jedem Atemzug ein wenig größer werden, bis er den ganzen Beckenraum mit roten, heilenden Strahlen erfüllt.

Beende die Tiefenentspannung langsam und behutsam. Löse dich von den inneren Bildern und spüre bewusst die Schwere des Körpers. Vertiefe deinen Atem allmählich und strecke die Arme langsam nach oben. Räkle und dehne den ganzen Körper, bevor du die Augen wieder öffnest und das Yoga-Programm beendest.

Meine Erfahrungen mit den Yoga-Übungen für das Wurzelchakra

Was ist mir schwergefallen?

Was hat sich beim Üben an körperlichen Empfindungen verändert?

Was hat sich beim Üben an seelischen Empfindungen verändert

Welche sonstigen Erfahrungen hatte ich bei den Übungen

Die Lebensaufgaben des Wurzelchakras

Jedes Chakra stellt dir gewissermaßen »Aufgaben«: Es weist auf dein Potenzial hin und macht dich, wenn es blockiert ist, darauf aufmerksam, in welchem Bereich du dich weiterentwickeln kannst. Du hast nun schon viel über dein Wurzelchakra erfahren. Jetzt wollen wir uns auf die Suche begeben, was für Aufgaben und Möglichkeiten du in diesem Bereich hast – und wo es besonders wichtig ist, die Harmonie wiederherzustellen.

Vertrauen, Stabilität, Lebensfreude: Meine Stärken, meine Schwächen

Ziehe Bilanz. Sei völlig ehrlich – was du hier schreibst, ist nur für dich. Es ist manchmal schwierig, sich seine Schwächen einzugestehen. Erstaunlicherweise ist es aber oft ebenso schwer, sich seine Stärken ganz bewusst zu machen, denn jede Stärke, die wir nicht nutzen, ist bedauerlich. Doch du hast nun genug erfahren, um nicht in diese Falle zu tappen. Öffne dich dir selbst gegenüber.

Meine Stärken

Meine Schwächen

Ich bin – Meine Aufgaben

Das Wurzelchakra ist das »Ich bin«-Chakra. Nach allem, was du bisher erfahren hast: Wer bist du? Was ist deine Aufgabe in dem Bereich, der das Wurzelchakra kennzeichnet?

Meine Ziele für das Wurzelchakra

Du hast dir deine Stärken und Schwächen klargemacht und über deine Wurzelchakra-Lebensaufgabe nachgedacht. Was sind deine konkreten Ziele?

In einem Satz

Kannst du das Wichtigste, was du in diesem Kapitel gelernt hast, in einen Satz fassen?

Affirmationen für das Wurzelchakra

Probiere einmal aus, wie sich die folgenden Mantras oder Affirmationen auf dich auswirken. Du kannst dein Mantra bei der Meditation einsetzen – oder es im Alltag als »Rettungsanker« oder »Powersatz« verwenden.

Ich bin geborgen und voll Vertrauen in das Universum.

Meine Lebensfreude beginnt mein Leben immer mehr zu durchdringen.

Ich vertraue in mich selbst und meine Kräfte.

Die Erde trägt und nährt mich.

und/oder meine persönlichen Affirmationen:

Was ich aus dem Wurzelchakra-Kapitel mitnehme

Vielleicht ist nicht alles, was du in diesem Kapitel gelernt hast, gleichermaßen relevant für dich – doch bestimmt gibt es ein paar Dinge, die dich wirklich weitergebracht haben. Hier hast du den Platz, um deine wichtigsten Erfahrungen und Einsichten noch einmal zu notieren.

Sakralchakra

Ich bin voller Lebensfreude und Kreativität

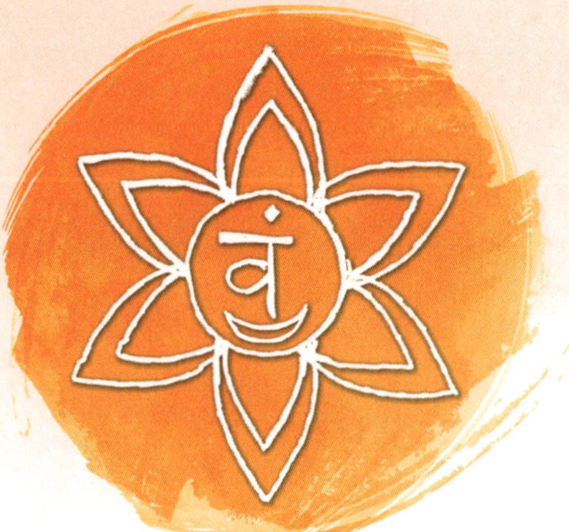

Svadhisthana-Chakra

स्‌वाधष्‌ठान चक्‌र

Zweites Chakra

Sexualchakra

Sex, Sinnlichkeit, Kreativität

Das Sakralchakra liegt etwa drei Fingerbreit unterhalb des Nabels. Das zweite Chakra ist für die Grundlagen unseres Mensch-Seins von großer Bedeutung: Es ist das Kraftzentrum, aus dem unsere schöpferische Kraft im weitesten Sinne fließt – sowohl das, was wir im Künstlerischen als Kreativität bezeichnen, als auch das tatsächliche Erschaffen neuen Lebens –, und ebenso die kleinen, kreativen Alltagshandlungen, wenn wir etwas Neues ausprobieren.

Das Sakralchakra ist die Quelle unserer Sexualität und Fortpflanzungsfähigkeit. Auch die weibliche Energie, die allem Schöpferischen zugrunde liegt, hat dort ihren Ursprung.

Die indische Bezeichnung *svadhisthana* bedeutet wörtlich in etwa »Wohnstätte des Selbst«. Sanskrit, die Gelehrtensprache des alten Indien, lässt mehrere Bedeutungen zu – daher findest du manchmal auch »Lieblichkeit« oder gar »Süße« als Übersetzung.

Lage
Unterhalb des Nabels

Farbe
Orange

Element
Wasser

Symbol
Mondsichel

Themen
Sinnlichkeit, Fortpflanzung, Sexualität, weibliche Energie, schöpferische Lebensenergie, Kreativität, Lebensfreude

Kernsatz
Ich bin voller Sinnlichkeit und Kreativität.

Das »Ich fühle«-Chakra

Wie alle Chakras, so ist auch das Sakralchakra Ausdruck eines wichtigen Aspekts unseres Lebens. Beim Sakralchakra handelt es sich um das sinnliche Fühlen: Dieses Chakra trägt deine emotionale und kreative Identität. Indem du dein Sakralchakra heilst und nährst, stärkst du deine weibliche Energie, deine Kreativität und die Fähigkeit, Lebensfreude zu empfinden.

Wenn das Sakralchakra gesund und in Harmonie ist

Ist dein Sakralchakra harmonisch entwickelt, kannst du deine Sinnlichkeit intensiv erfahren: Nicht nur im Sexuellen, sondern in allem, was du tust, wirst du sinnliche und lebendige Glücksmomente erleben. Deine vom Sakralchakra genährte Kreativität ermöglicht es dir, dich auf spielerische Weise mühelos mit deiner schöpferischen Quelle zu verbinden. Es wird dir nie an Einfällen mangeln, du wirst inspirierende Träume haben und durch kreative Beschäftigungen tiefe Befriedigung erfahren. Kreativität ist vielschichtig, sie ist nicht auf Kunst beschränkt, sondern umfasst ebenso den kreativen Umgang mit alltäglichen Schwierigkeiten und Problemen. Nicht zuletzt ist es aber auch ein Akt der Kreativität, ein Kind zu zeugen oder zu gebären und erst recht, es zu erziehen.

Wie fühle ich mich?

Kannst du dich in den positiven Beschreibungen des Sakralchakras wiederfinden? Falls nicht: Motiviert es dich, Kreativität und Sinnlichkeit mehr Raum in deinem Leben zu geben? Schreibe auf, was dir spontan einfällt.

Wie sich Blockaden im Sakralchakra zeigen

Dieses Workbook wäre unnötig, wenn die Chakras bei jedem Menschen stark und harmonisch wären. Aber sie *können* es sein! Ein blockiertes Sakralchakra hindert dich daran, deine spirituelle Kreativität und Sinnlichkeit ganz zu entfalten. Solche Blockaden oder Schwächen zeigen sich vor allem in mangelnder Lust, etwas Neues zu schaffen, sexuellen Schwierigkeiten, Problemen mit Nähe und Berührungen, Unverständnis für emotional betonte Kunst. Ein schwaches Sakralchakra führt oft dazu, dass du Probleme zu intellektuell angehst und wenig »aus dem Bauch heraus« handelst.

Welche Sakralchakra-Blockaden kann ich spüren?

Kannst du Blockaden des Sakralchakras finden, die auf dich zutreffen?

Wie fühlt sich mein Sakralchakra an?

Setze dich hin, schließe die Augen und komm ein wenig zur Ruhe. Lege nun deine Hände über das Sakralchakra und spüre genau hin. Was nimmst du wahr?

Die Verbindung zur schöpferischen Energie

Für jedes Chakra gibt es ein kurzes Chakra-Yoga-Programm. Die Übungen für das Sakralchakra folgen noch – hier will ich dir erst einmal nur eine Asana, eine Yogaposition, zeigen, die besonders wichtig für das Sakralchakra ist: Die Stellung des Kindes, indisch *balasana*. Es gibt auch bei dieser Asana ein paar Varianten. Doch unabhängig davon fördert jede Variante die sinnliche Aktivität des Sakralchakras.

Diese Variante der Stellung des Kindes ist denkbar einfach. Du sitzt dabei zunächst im Fersensitz – vielleicht mit einem kleinen Kissen unter dem Po. Die großen Zehen berühren sich, die Knie hingegen liegen so weit auseinander, wie es dir angenehm ist. Lasse nun den Oberkörper langsam nach vorne zwischen die Knie sinken, bis deine Stirn den Boden berührt. Strecke deine Arme nach vorne und lege die Handflächen auf dem Boden ab. Spüre in der Stellung in deinen Unterbauch hinein.

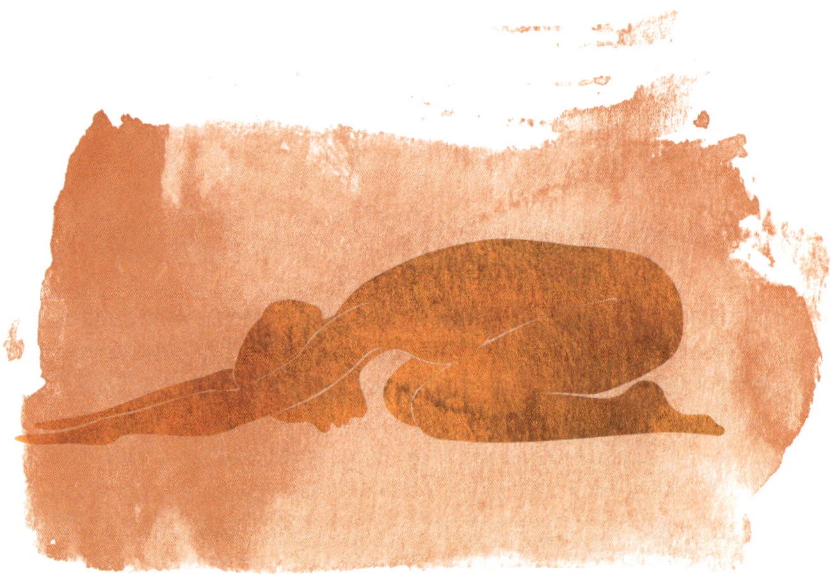

Was spüre ich?

Die Stellung des Kindes führt dich in dein Inneres. Kannst du spüren, wenn du dich auf diese Weise »einrollst«, wie die Bewegungen in deinen Gedanken ruhiger werden, während möglicherweise tiefe Gefühle oder inspirierende innere Bilder auftauchen? Beobachte achtsam, was immer du wahrnimmst, und notiere deine Erfahrungen.

Tipps zur Stellung

Die Übung dient vor allem dazu, den unteren Bauchraum zu aktivieren – und dadurch Zugang zur Kraft der Sinnlichkeit und Kreativität zu finden und das Sakralchakra in Harmonie zu bringen. Natürlich solltest du nie mit Gewalt oder Willenskraft arbeiten. Nimm einfach wahr, was du wahrnimmst. Wenn du keine besonderen Gefühle, inneren Bilder oder Empfindungen erlebst – dann ist auch das okay. Wenn du Knieprobleme hast, wird es vielleicht schwierig, den Fersensitz einzunehmen. Der Sitz ist aber ohnehin nur eine kurze Durchgangsposition, die du dir durch eine Unterlage erleichtern kannst. Falls du Schwierigkeiten hast, dich nach vorn zu beugen, probiere eine Variation, bei der du auf der Seite liegst und eine Fötusstellung einnimmst. Bewahre die Geduld. Mit jedem Üben nährst du dein Sakralchakra Schritt für Schritt.

Fantasiereise: Die Suche nach dem Schatz der Kreativität

Nun wird es wieder Zeit, eine kleine Fantasiereise zu unternehmen, mit der du die Kraft des Sakralchakras auf ganzheitliche, emotionale Art und Weise verstehen kannst. Ich werde dir auch hier nur eine grobe Rahmengeschichte vorschlagen. Indem du deiner Fantasiereise freien Lauf lässt, kannst du auf deine persönlichen Erfahrungen und Ressourcen zurückgreifen.

Den folgenden, kurzen Text musst du natürlich nicht auswendig lernen. Einmal durchlesen reicht aus: Die Einzelheiten wird deine Vorstellungskraft für dich erledigen. Im Text stehen also nur die Grundzüge – du kannst daraus eine zehnminütige Kurzreise machen oder aber für eine Stunde in die Welt deiner Fantasie eintauchen ...

Du bist in einem sonnendurchfluteten Wald, neben einem munter plätschernden Bächlein. Moosbewachsene Felsen, kleine und haushohe sind im Wald verstreut – und du erkennst, dass sie Öffnungen haben. Was mag wohl in den Höhlen sein? Aus dem Augenwinkel siehst du ein zauberhaftes Wesen, das jedoch scheu verschwindet, als du es genauer ansehen willst. Du fühlst dich zu ihm hingezogen und folgst ihm. In dir sprudelt Lebensfreude, und du weißt, dass du Wunderbares entdecken wirst. Lass dich von deiner Fantasie in das Land der Kreativität und Sinnlichkeit führen ...

Meine Erfahrungen und Gefühle bei der Fantasiereise:

Meine Sakralchakra-Geschichte

Die Erfahrungen, die du in Fantasiereisen machst, sind sehr wertvoll. Du kannst deine Fantasie aber noch auf andere Weise nutzen, um dein Sakralchakra zu aktivieren und zu heilen. Schreibe eine kurze Geschichte, die sich auf Lebensfreude, Sinnlichkeit und Kreativität bezieht. Schreib, ohne lange nachzudenken. Du musst dich dabei nicht zwanghaft um Positives bemühen … Alles, was dir dein Unterbewusstsein anbietet, ist hilfreich.

Blockaden des Sakralchakras spüren

Das Sakralchakra kann blockiert oder geschwächt sein. Indem du in dich hineinspürst, kannst du das leicht feststellen – zum Beispiel daran, dass du Schwierigkeiten mit Sinnlichkeit und Sexualität hast oder glaubst, dass du nicht sehr kreativ bist.

Wie sieht es bei dir aus? Spüre einmal nach, welche Reaktionen die folgenden Aussagen bei dir auslösen.

Ich bin ein sehr sinnlicher Mensch.

Ich sprudle über vor Ideen und habe eine blühende Fantasie.

Es fällt mir leicht, Lösungen für alle Arten von Problemen zu finden.

Fühlst du dich zu wenig mit dem Quell der Lebensfreude verbunden, und erscheint dir das Leben eher grau als bunt? Sind Sex und Sinnlichkeit eher unwichtige Teile deines Lebens? Nimm es einfach wahr, wie es ist. Du bist nicht fehlerhaft. Wenn du dein Sakralchakra heilst, wird sich dennoch viel ändern. Im Moment ist es vor allem wichtig, dass du dich selbst akzeptierst wie du bist – und dass du dir die Erlaubnis gibst, zu wachsen.

Blockaden im Sakralchakra auflösen

Wenn dein Sakralchakra schwach oder blockiert ist, liegt die Ursache oft in der frühen Kindheit. Wenn du als Kind nicht viel Liebe und Sinnlichkeit erfahren hast, deine Versuche, dich kreativ auszudrücken, behindert wurden oder deine Sexualität negativ bewertet wurde, konnte sich das Sakralchakra nicht frei entfalten. Das ist ein Hemmnis für das spirituelle Wachstum. Doch glücklicherweise ist es ja nie zu spät, das Sakralchakra zu stärken und zu heilen.

Alles, was du in diesem Kapitel tust, trägt dazu bei.

Hier ein paar konkrete Dinge, die du tun solltest:

- Meditiere täglich und richte deine Achtsamkeit auf dein Sakralchakra.
- Versuche, möglichst oft in die freie Natur zu gehen und dabei die inspirierende Kraft des Wassers zu spüren.
- Richte deine Achtsamkeit auf die Kraft der Sinnlichkeit. Öffne alle deine Sinne und spüre, wie du dadurch Kraft gewinnst.
- Genieße deine Sexualität – in der Realität oder in deiner Fantasie.

Meine Erfahrung: Was funktioniert für mich?

Überlege einmal, in welchen Situationen sich Sinnlichkeit, Lebenslust und Kreativität in deinem Leben manifestiert und dir geholfen haben.

Farben und Formen – Sakralchakra

Die Farbe jedes Chakras hat ihre eigene Bedeutung und Energie. Beim Sakralchakra ist es die Farbe Orange.

Was bedeutet die Farbe Orange für mich persönlich?
An was muss ich bei ihr denken?

Orange ist eine Farbe, die nicht viele Menschen als ihre Lieblingsfarbe bezeichnen würden – aber dennoch spürt fast jeder ihre ruhige und zugleich sinnliche Kraft. In Indien, aber auch in China und anderen Ländern Asiens, ist Orange eine besondere Farbe, die für Transformation steht. Hinduistische und buddhistische Mönche und Heilige tragen oft orange Kleidung. Interessanterweise taucht Orange in der europäischen Mythologie ebenfalls auf: Dionysos, der griechische Gott des Weines und der Lebensfreude, wurde oft in oranger Kleidung dargestellt. Orange symbolisiert eben die spirituell transformierte sexuelle Energie.

Das Symbol des Sakralchakras ist die Mondsichel – seit jeher ein Zeichen für die weibliche Energie und Schöpferkraft.

Welche Rolle spielt meine weibliche Energie für mein Leben?

Das Sakralchakra-Mandala

Lass dich auf das »Ausmalen« dieses Mandalas ein, auch wenn es dir vielleicht zunächst kindisch vorkommt. Die nicht-intellektuelle Beschäftigung mit dem Mandala durch das Malen hilft dir, deine Gefühle auf das Wesentliche zu richten. Es ist eine Art Meditation, bei der du dich mit dem Chakra verbindest und es heilst.

Am besten verwendest du Orangetöne, doch falls es dir deine Intuition eingibt, kannst du auch andere Farben ausprobieren.

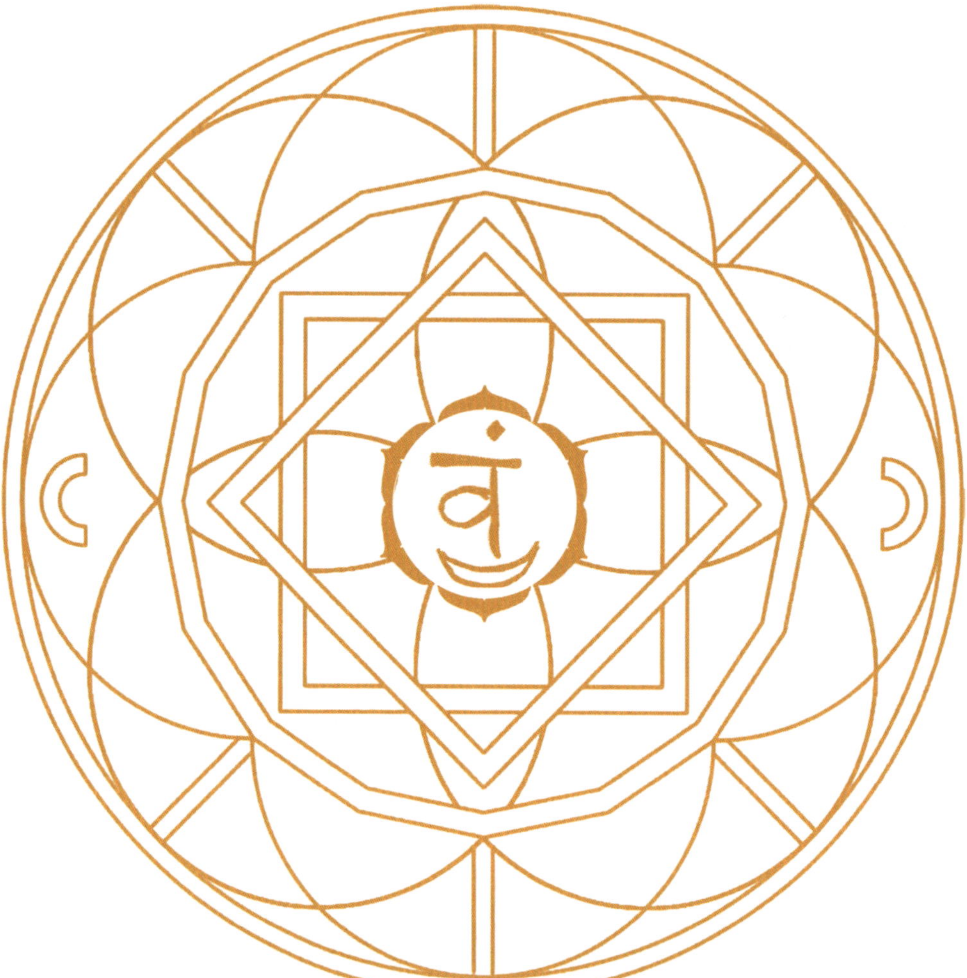

Der Sinn der Sinnlichkeit

Der zentrale Aspekt des Sakralchakras ist die Sinnlichkeit. Wann immer deine Sinnlichkeit zu kurz kommt, wird das Sakralchakra aktiv und versucht, den Mangel auszugleichen: Die Kreativität wird geweckt. Wenn das Chakra harmonisch und stark ist, gelingt es dir leicht, mit einem Mangel an sinnlichen Eindrücken umzugehen – es schafft die Sinnlichkeit im Inneren. Wenn das Chakra blockiert ist, entstehen aus dem Mangel an Sinnlichkeit jedoch Triebhaftigkeit und sexuelle Aggression.

Vielleicht hast du gerade Probleme mit deiner Sexualität? Oder du bist in einem kreativen Beruf, spürst aber eine kreative Blockade? Oder es fehlt dir ganz grundlegend an sinnlicher Lebensfreude? Dann ist es gut, wenn du dich besonders auf dein Sakralchakra konzentrierst, es kultivierst und heilst. In diesem Kapitel findest du ja viele Möglichkeiten dafür.

Wie wäre es für mich, wenn ich ab heute keinen Sex mehr haben könnte?

Was kann ich tun, um meine Sinnlichkeit zu wecken?

Das Feuer der Lebensfreude nähren

Wenn deine Sinnlichkeit und kreative Energie sich nicht entfalten, kann das zu ungesunden Reaktionen führen: Oft kommt es zu einer starken Triebhaftigkeit – nicht nur beim Sex, sondern beispielsweise auch beim Essen. Sex und Essen sind Grundbedürfnisse. Doch wenn sie im Mittelpunkt deines Lebens stehen und anderen Bedürfnissen keinen Raum mehr lassen, rauben sie Energie und behindern deine spirituelle Entwicklung. Eine Sakralchakra-Blockade muss sich natürlich nicht so drastisch zeigen. Meist führt sie zu einem Mangel an Lebensfreude und Schaffenskraft – man fühlt sich leer und versucht diese Leere zu füllen: mit Sex, mit Essen, mit Arbeit. Wenn dein Sakralchakra sehr schwach oder blockiert ist, kann das oft zu depressiven Stimmungen führen. Vor allem aber wird es dir schwerfallen, kreativ zu sein. Wer in einem ausgesprochen kreativen Beruf arbeitet, spürt diese Blockade natürlich sofort. Doch im Grunde ist ja jeder von uns kreativ: Ganz ohne Kreativität könnten wir nicht einmal den ganz normalen Alltag bewältigen. Um das Sakralchakra zu heilen und zu stärken, ist es vor allem wichtig, das Feuer der Lebensfreude in dir zu entfachen: Indem du bewusst kreativ wirst – auch wenn es dir gerade schwerfällt. Male wie ein Kind. Spiele. Lass den Quell sprudeln.

Gedankenexperiment: Zum Schöpfer werden

In dieser kleinen Übung schlüpfst du in die Haut einer Gottheit: Du hast eine Welt vor dir, die noch leer ist – gestalte sie nach deinen Vorstellungen. Bleibe wenigsten fünf Minuten dabei und sieh, was geschieht. Notiere deine Erfahrungen:

Gesundheit und das Sakralchakra

Du weißt ja inzwischen, dass die Chakras keine stofflichen Organe sind. Ihre Energie aber zeigt sich durchaus im Körperlichen.

Das Sakralchakra betrifft vor allem:

- Geschlechtsorgane
- Nieren und Blase
- Samen und Eizellen
- Drüsen (Testosteron, Estrogene)

Krankheiten, die durch ein blockiertes Sakralchakra gefördert, ausgelöst oder aufrechterhalten werden:

- Unfruchtbarkeit, Impotenz, Frigidität, Orgasmusschwierigkeiten
- Schmerzen im unteren Rücken
- Blasenentzündung, Nierenprobleme
- Frauenleiden, Menstruationsstörungen

Wie steht es um meine Gesundheit?

Sieh einmal genau hin, ob eines der genannten gesundheitlichen Probleme für das Sakralchakra auf dich zutreffen – falls ja: Arbeite dieses Kapitel besonders intensiv durch. Welche Probleme kannst du wahrnehmen?

Die Quelle der Kreativität

Kreativität ist die zentrale Kraft, die im Sakralchakra wurzelt. Leider wird diese Kraft manchmal schon früh in Fesseln gelegt. Eltern, die kreatives Tun nicht fördern, ignorieren oder gar unterdrücken (»Schmier doch nicht das gute Papier voll!«), blockieren die Entwicklung des Sakralchakras. Das Kind wird Spiel und Kreativität mit unangenehmen Folgen verbinden und seine natürlichen Impulse unterdrücken. Vielleicht ist es auch dir so ergangen? Dann kannst du deiner Kreativität einen enormen Wachstumsimpuls geben, wenn du dein Sakralchakra heilst. Was empfindest du bei der folgenden Aussage?

Ich vertraue dem Leben.

Die Sinnlichkeit blockierende Glaubenssätze

Deine Sinnlichkeit und Kreativität können durch »blockierende Glaubenssätze« an ihrer Entfaltung gehindert werden. Diese Glaubenssätze können sich auf die Welt oder auf dich selbst beziehen. Beispielsweise »Musik ist eine brotlose Kunst«, »Künstler sind Spinner«, »Man muss eine besondere Begabung haben, um kreativ zu sein«. Was sind wohl deine persönlichen Glaubenssätze, die dich in deiner Entwicklung hemmen?

Meine Glaubenssätze:

7 Dinge für 7 Tage – Sakralchakra

Hier möchte ich dir wieder sieben Kurzübungen, Gedankenspiele, Inspirationen und Tipps für die Heilung und Entfaltung deines Sakralchakras geben. Versuche doch einmal, diese Hinweise mindestens für die folgenden sieben Tage zu beachten: Dann wirst du bereits ziemlich viel darüber erfahren haben, was deinem Sakralchakra und damit deiner Sinnlichkeit guttut.

1. Gib deiner Kreativität Gelegenheit, sich zu entfalten. Da gibt es unendlich viele Möglichkeiten. Versuche dich im Töpfern. Probiere aus, wie es ist, sich ein kleines Lied auszudenken. Besorge dir Acrylfarben und lege einfach los.

2. Belebe deine Sinnlichkeit: Nimm aromatische Bäder, verwende duftende Cremes, geh ins Dampfbad, setze deine Haut Sonne, Luft und Wasser aus. Bewege dich regelmäßig und sanft. Probiere ruhig etwas ganz Neues aus.

3. Gehe zum Tanzen. Tue, was dir dabei Spaß macht. Es gibt so viele Möglichkeiten: Allein zu Hause zu deiner Lieblingsmusik wild tanzen, Bauchtanz, Paartänze – all das regt die Energie im Sakralchakra an.

4. Bringe orange Farbtöne in dein Leben. Blumen, Kleidung, Dekoration ... Stelle beispielsweise einfach eine Schale Orangen auf. Achte auf die Farbe Orange in deinem Alltag.

5. Nimm Kontakt zum Element Wasser auf: Genieße Bäder, geh schwimmen, gehe am Meer, am Fluss oder am See spazieren. Nimm mehr Flüssigkeit als sonst zu dir.

6. Genieße den Sex mit deinem Partner oder dir selbst bewusst. Anregungen kannst du dir im Kamasutra holen.

7. Entdecke kreative Ideen, um deine alltäglichen Tätigkeiten anders zu gestalten. Bei jedem Tun kannst du deine Kreativität einsetzen, um neue Wege zu entdecken.

Wochenprotokoll Sakralchakra – Was hat mir wann gutgetan?

Tag 1

Tag 2

Tag 3

Tag 4

Tag 5

Tag 6

Tag 7

Die Sakralchakra-Energiemassage

Die Energiemassage für das Sakralchakra ist eine sehr einfache und sanfte Möglichkeit, das Chakra zu heilen und zu harmonisieren. Vor allem, wenn du sexuelle Probleme hast oder du dein Leben als zu wenig sinnlich oder kreativ empfindest, wird dir eine Sakralchakra-Energiemassage guttun.

Lege dich entspannt auf den Rücken und schließe die Augen. Reibe die Handflächen zunächst einige Male kräftig aneinander – das regt die Handchakras an und verstärkt die Übung.

Atme jetzt ein paarmal ganz bewusst tief ein und aus und achte nur auf den Atemfluss. Vielleicht spürst du schon die Energie in deinen Händen fließen. Das zeigt, dass deine Handchakras aktiviert werden.

Lege nun deine Hände auf den Unterbauch, direkt unter den Nabel. Die Daumen berühren sich dabei knapp oberhalb des Nabels. Die anderen Finger liegen unter dem Nabel; dabei liegen die ersten Glieder der Finger der linken Hand über denen der rechten.

Beim Einatmen stellst du dir vor, wie du Prana, die Lebensenergie, durch die Atmung aufnimmst.

Beim langsamen Ausatmen lässt du die Energie in das Sakralchakra fließen. Stelle dir dabei vor, wie ein orangefarbener Lichtstrom aus deinen Händen in dein Sakralchakra strömt.

Mach auf diese Weise sieben tiefe und langsame Atemzüge.

Bei jedem Ausatmen visualisierst und spürst du immer wieder, wie orange, warme Strahlen aus deinen Händen in den Unterbauch strömen und sich im Sakralchakra konzentrieren.

Nach den sieben Atemzügen legst du die Hände wieder auf den Boden, spürst den Wirkungen noch eine Weile nach und genießt das Gefühl der Sinnlichkeit in deinem Unterleib.

Kannst du eine Veränderung wahrnehmen? Wie fühlt sich dein Unterbauch an? Hast du vielleicht sexuelle Empfindungen bei oder nach der Übung? Fühlt sich der Unterbauch wärmer und kraftvoller an? Was kannst du in deinen Gefühlen wahrnehmen? Fühlst du dich sinnlicher und spürst die Lebensfreude in dir?

Schreibe deine Erfahrungen mit der Chakra-Massage auf:

Das Sakralchakra-Mantra

Nachdem du dein Sakralchakra mit der Energiemassage aktiviert hast, probiere doch nun gleich auch das Chanten (also »Singen«) der Mantra-Silbe für das Sakralchakra. Prinzipiell kannst du chanten, wie du magst, auf einem Ton singen oder mit einer einfachen kleinen Melodie – das Ziel ist, eine leichte Trance zu erzeugen, die das Sakralchakra anregt. Wiederhole nur die eine Silbe. Immer wieder.

Die Silbe für das Wurzelchakra ist **VAM** (gesprochen: Vaam).

Meine Empfindungen beim Mantra-Chanten

Das Sakralchakra-Yoga-Programm

1. Entspannung und Aufwärmübungen

Du beginnst wieder damit, dass du die Entspannung und die Aufwärmübungen von Seite 32 durchführst:

- Rückenrollen
- Pferderücken – Katzenbuckel
- Nackendehnung
- Beckenkreisen

2. Krokodil

Lege dich auf den Rücken und stelle die Füße auf. Die Beine bleiben dabei geschlossen. Die Arme liegen waagrecht, die Handflächen zeigen nach oben.

Drehe nun, während du ausatmest, langsam den Kopf nach links und die Beine gleichzeitig nach rechts. Übe keinen Druck aus und beachte deine Dehngrenze – es ist nicht nötig, dass die Knie den Boden berühren. Bleibe drei Atemzüge lang in der Stellung.

Drehe dann, während du ausatmest, Kopf und Beine bis zur Mittelstellung. Beim Ausatmen wendest du den Kopf nach rechts und lässt die Knie nach links sinken.

Wiederhole diese Bewegungsfolge ganz entspannt siebenmal. Lass den Atem dabei frei strömen.

Um die Übung abzuschließen, streckst du die Beine wieder und entspannst dich ein wenig.

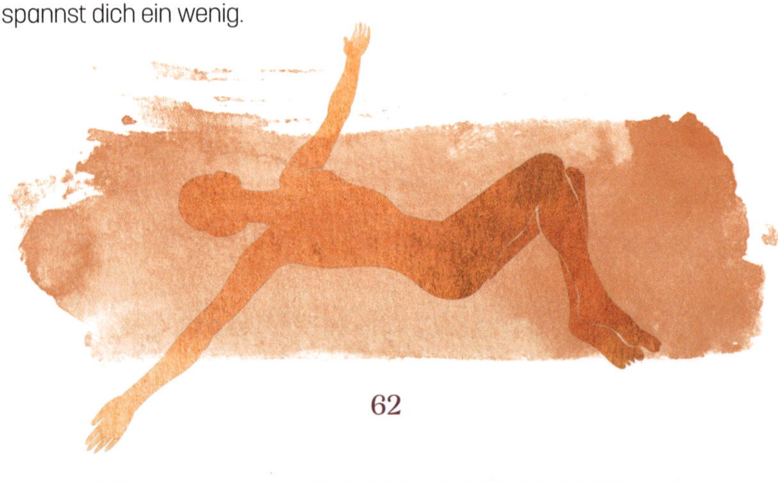

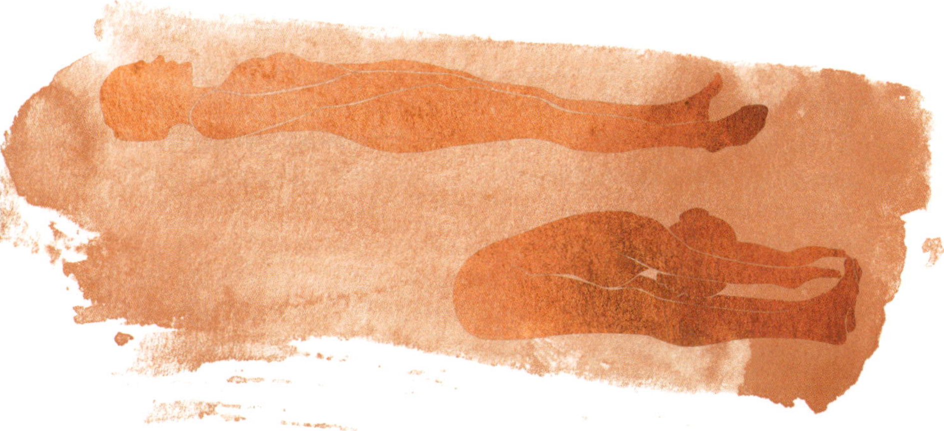

3. Kniekuss

Bleib liegen, streck die Arme weit nach hinten und dehne die Wirbelsäule. Dann führst du die Arme nach vorne und legst die Hände auf die Oberschenkel. Heb nun zuerst den Kopf, dann den oberen und zuletzt den unteren Rücken vom Boden ab – spann die Bauchmuskeln dabei bewusst kräftig an.

Führe die Bewegung fort, indem du nun mit den Händen an den ausgestreckten Beinen entlang in Richtung Füße gleitest – sodass der Kopf sich den Knien nähert. Wenn du sehr flexibel bist, berührt in der Endstellung die Stirn die Knie, und die Hände fassen die Zehen. Du solltest aber keinesfalls versuchen, das zu erzwingen – das würde deine Bandscheiben unnötig belasten. Wenn du mit den Händen nur bis zu den Unterschenkeln kommst und der Kopf noch ein ganzes Stück von den Knien entfernt ist, macht das gar nichts.

Bleib sieben Atemzüge lang in der Endhaltung; der Atem fließt dabei ruhig und ungezwungen. Richte deine Achtsamkeit ganz auf das Sakralchakra.

Um die Stellung zu lösen, rollst du den Rücken einfach ganz langsam nach hinten ab, bis du wieder flach und entspannt auf dem Boden liegst.

4. Baumstellung

Du stehst mit geschlossenen Beinen und aufrechtem Rücken, lässt alle unnötigen Anspannungen los und findest die Mitte, bei der dein Gewicht gleichmäßig auf den Fußsohlen verteilt ist.

Atme ganz entspannt und lass Hände und Arme passiv hängen.

Nun verlagerst du langsam und ganz bewusst dein ganzes Körpergewicht auf das linke Bein.

Jetzt kannst du den rechten Fuß vom Boden lösen und das Bein anheben. Fixiere einen Punkt auf dem Boden, etwa drei Meter entfernt. Hebe das Bein noch ein wenig mehr und lege die rechte Fußsohle an die Innenseite des linken Oberschenkels. Daumen und Zeigefinger bilden einen Ring, und du drehst die Handflächen nach vorne, während du die Arme ein wenig zur Seite anhebst.

Bleibe sieben Atemzüge möglichst aufrecht und stabil stehen.

Dann senkst du das rechte Bein und stellst den Fuß auf den Boden.

Verlagere dein Gewicht erst in die Mitte, dann nach rechts und wiederhole die Übung auch zur anderen Seite.

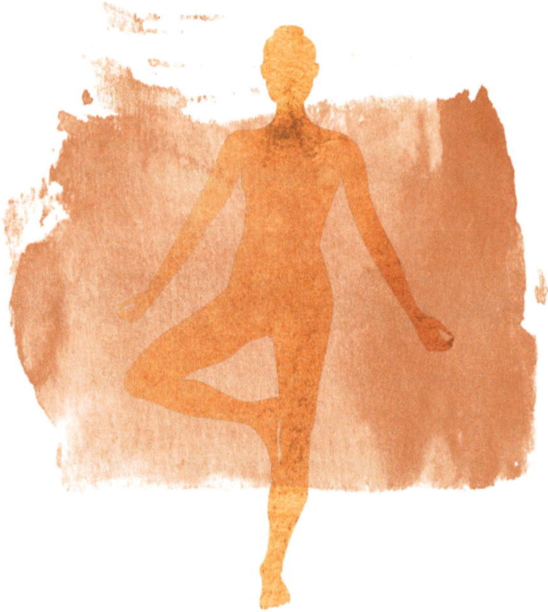

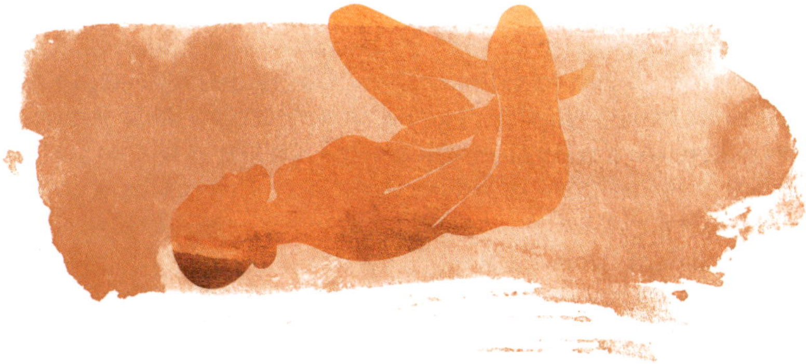

5. Stutenatmung

Lege dich wieder auf den Rücken. Ziehe die Oberschenkel zur Brust, öffne die Beine dann und überkreuze die Unterschenkel, sodass das rechte Fußgelenk über dem linken zu liegen kommt.

Fass mit den Armen durch die geöffneten Beine hindurch und fasse mit der rechten Hand den linken Fuß und mit der linken Hand den rechten. Lass den Kopf entspannt auf dem Boden liegen und lege die Zungenspitze sanft an den Gaumen, unmittelbar hinter den Schneidezähnen. Durch diese Stellung schließen sich nämlich zwei wichtige Energiekreisläufe im Körper.

Entspanne Arme, Beine, Gesicht und Bauch und lass den Atem kommen und gehen, ohne ihn zu beeinflussen. Konzentriere dich nun ganz auf deinen Unterleib. Schicke beim Ausatmen jedes Mal Energie in das Sakralchakra.

Nun beginnt der Hauptteil der Übung: Atme siebenmal tief ein und aus und spanne beim Ausatmen die gesamte Beckenbodenmuskulatur an, indem du den Po fest zusammenkneifst. Halte die Spannung während der ganzen Ausatmung.

Beim Einatmen entspannst du die Muskeln des Beckenbodens wieder.

Nach sieben Atemzügen löst du die Stellung und legst dich wieder flach auf den Rücken, um der Wirkung der Übung nachzuspüren.

6. Sakralchakra-Meditation

Du sitzt aufrecht und stabil und schließt die Augen. Lass deine Gedanken und deinen Atem zur Ruhe kommen. Richte deine Achtsamkeit dann auf das Sakralchakra und versuche zu spüren, wie dich dieses Chakra mit deiner Vitalität, deiner Sexualität und deiner schöpferischen Energie verbindet.

Lege den rechten Handrücken in die linke Handfläche, sodass sich die Daumen berühren. Diese »Schale« legst du dann unterhalb des Bauchnabels an den Körper. Durch diese Mudra wird ein Energiekreislauf geschlossen, der das Sakralchakra anregt und harmonisiert.

Atme tief ein und sprich siebenmal leise und weich das Mantra »VAM«. Verteile die sieben »VAM« wie sieben Glockenschläge gleichmäßig über das Ausatmen, sodass du das letzte »VAM« mit dem letzten Rest deiner Atemluft aussprichst.

Atme dann wieder langsam ein und wiederhole das Ganze siebenmal. Richte deine Achtsamkeit während der gesamten Meditation auf das Sakralchakra.

7. Schlussentspannung

Lege dich hin, um nun das Sakralchakra-Yoga-Programm mit einer gründlichen Entspannung zu beenden. Dabei gehst du wie bei der Entspannung am Anfang vor und spannst nacheinander alle Muskeln an und entspannst sie dann. Wenn dein ganzer Körper locker ist, gehst du noch tiefer in die Entspannung. Setze deine Vorstellungskraft ein, um das Sakralchakra nochmals sanft anzuregen und den Energiefluss im Unterbauch zu harmonisieren.

Visualisiere einen kleinen, orangen Energiewirbel im Bauch unterhalb des Nabels – und lass diesen Wirbel mit jedem Atemzug ein wenig größer werden, bis er den ganzen Unterbauch mit orangem, heilendem Licht erfüllt.

Beende die Tiefenentspannung langsam und behutsam. Löse dich von den inneren Bildern und spüre bewusst die Schwere des Körpers. Vertiefe deinen Atem allmählich und strecke die Arme langsam nach oben. Räkle und dehne den ganzen Körper, bevor du die Augen wieder öffnest und das Yoga-Programm beendest.

Meine Erfahrungen mit den Yoga-Übungen für das Sakralchakra:

Was ist mir schwergefallen?

Was hat sich beim Üben an körperlichen Empfindungen verändert?

Was hat sich beim Üben an seelischen Empfindungen verändert

Welche sonstigen Erfahrungen hatte ich bei den Übungen

Die Lebensaufgaben des Sakralchakras

Das Sakralchakra stellt dir »Aufgaben«: Es zeigt dir dein sinnliches und kreatives Potenzial, und wenn es Blockaden oder Schwächen hat, weist es dich darauf hin, wo es wichtig wäre, dich weiterzuentwickeln. Du hast nun schon einiges über dein Sakralchakra erfahren – daher wollen wir uns jetzt einmal ansehen, was für Aufgaben und Möglichkeiten du in diesem Bereich bereits hast – und wo es besonders wichtig ist, die Harmonie wiederherzustellen.

Sinnlichkeit und Sexualität, Kreativität und Schaffensfreude: Meine Stärken, meine Schwächen

Sei nun ganz ehrlich zu dir selbst. Du kannst ja wirklich ganz offen sein – was du hier schreibst, ist nur für dich. Trotzdem ist es möglicherweise nicht ganz leicht, denn es fällt jedem schwer, sich seine Schwächen einzugestehen. Und wenn du erkennst, dass du eine Stärke hast, sie aber nicht nutzt, wird das auch erst einmal schwierig sein. Öffne dich ganz und gar dir selbst gegenüber.

Meine Stärken

Meine Schwächen

Ich fühle – Meine Aufgaben

Das Sakralchakra ist das »Ich fühle«-Chakra. Nach allem, was du bisher erfahren hast: Was fühlst du wirklich, tief in dir? Was ist deine Aufgabe in dem Bereich, der das Sakralchakra kennzeichnet?

Meine Ziele für das Sakralchakra

Du hast dir Stärken und Schwächen klargemacht und über deine Sakralchakra-Lebensaufgabe nachgedacht. Was sind deine konkreten Ziele?

In einem Satz …

Kannst du das, was du aus diesem Kapitel mitnehmen konntest, in einen Satz fassen?

Affirmationen für das Sakralchakra

Probiere einmal aus, wie sich die folgenden Mantras oder Affirmationen auf dich auswirken. Du kannst dein Mantra bei der Meditation einsetzen – oder es im Alltag als »Rettungsanker« oder »Powersatz« verwenden.

Ich genieße mein Leben mit all meinen Sinnen.

Ich lasse meiner Kreativität und meiner Lebensfreude freien Lauf.

Ich nehme meinen Körper und meine Sinnlichkeit liebevoll an.

und/oder meine persönlichen Affirmationen:

Was ich aus dem Sakralchakra-Kapitel mitnehme

Wahrscheinlich wirst du nicht alles, was du in diesem Kapitel erfahren hast, nutzen können. Manches liegt dir vielleicht nicht so sehr, oder du hast nicht das Gefühl, dass es dich wirklich weiterbringt. Doch sicherlich gibt es ein paar Dinge, die dich angesprochen und dich weitergebracht haben. Hier ist jetzt Platz, um die wichtigen Dinge noch einmal zusammenzufassen.

Nabelchakra

Ich setze mich durch

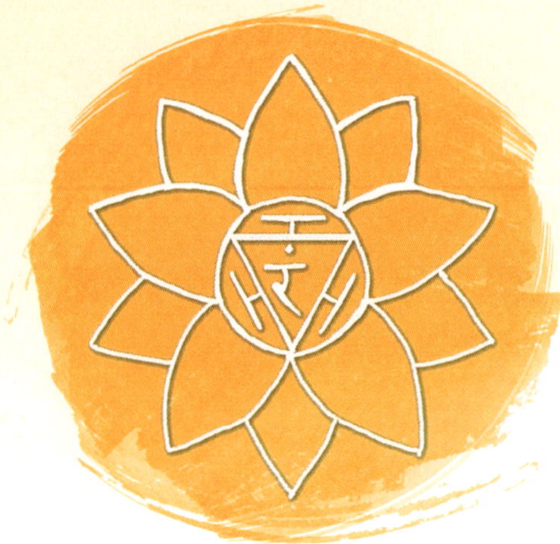

Manipura-Chakra

मणपूर चक्र

Drittes Chakra

Solarplexuschakra

Persönlichkeit, Willenskraft, Selbstkontrolle

Das Nabelchakra liegt im Oberbauch, etwa drei Finger breit oberhalb des Nabels. Es ist das »Prana-Chakra«, unsere Körpermitte und der Hauptspeicher für »Prana«. Prana ist eine Energie, die vor allem mit dem Atem aufgenommen wird, aber nicht dasselbe wie Atem ist. Prana ist die universelle Lebensenergie, die das Leben charakterisiert. Dieses Chakra befeuert auch die besonderen Fähigkeiten von Kampfkünstlern, Yogis und Fakiren. Es ist der Sitz von Wille und Persönlichkeit.

Die Bedeutung des Sanskrit-Wortes *manipura* ist »leuchtender Juwel«. Der Name deutet schon an, wie wertvoll die Energie dieses Chakras ist. Im Nabelchakra ruht das, was du als deine Persönlichkeit, dein Ich, wahrnimmst – was du wahrnimmst, aber nicht, was dein »großes Ich« wirklich ist.

Lage
Oberhalb des Nabels

Farbe
Gelb

Element
Feuer

Symbol
Dreieck

Themen
Willenskraft, Selbstvertrauen, Persönlichkeit, Entwicklung des »Ich«, Selbstkontrolle, Gefühle, Sensibilität, Macht, Durchsetzungskraft

Kernsatz
Ich setze mich durch und kontrolliere meine Welt – und auch mich selbst.

Das »Ich handle«-Chakra

Jedes Chakra ist auch Ausdruck eines Aspekts deines Lebens. Beim Nabelchakra handelt es sich um jenen Aspekt, der dein Ich tatkräftig ausdrücken will, der Teil, der nach Selbstverwirklichung und Kontrolle über die Dinge strebt. In diesem Chakra ist ein wichtiger Teil deiner Persönlichkeit zu Hause, nämlich die Emotionen, die dich bewegen. Indem du dein Nabelchakra heilst und stärkst, wird sich deine Persönlichkeit festigen, du wirst mitfühlende Durchsetzungskraft und Willenskraft entwickeln und dadurch deinem Handeln Sinn und Ausdruck verleihen. Ein gesundes Nabelchakra unterstützt dich dabei, du selbst zu sein – beziehungsweise das spirituelle Wesen, das du wirklich bist.

Wenn das Nabelchakra gesund und in Harmonie ist

Ein gesundes Nabelchakra, das in Harmonie mit den anderen Chakras entwickelt ist, ist eine Quelle großer körperlicher und emotionaler Energie. Du wirst nicht so leicht von Machtgier vergiftet werden und bist eins mit deinen Emotionen. Du hast Kontrolle und Selbstkontrolle, bist authentisch und energiegeladen, sodass du auch mit herausfordernden Lebenslagen zurechtkommst.

Wie fühle ich mich?

Was bewegt dich, wenn du die oben beschriebenen positiven Wirkungen des Nabelchakras liest? Erkennst du dich in ihnen wieder? Oder hast du vielmehr das Gefühl, dass du deiner Selbstverwirklichung mehr Aufmerksamkeit schenken solltest? Schreibe auf, was dir spontan in den Sinn kommt.

Wie sich Blockaden im Nabelchakra zeigen

Nur wenige Menschen können »aus dem Bauch« leben. Die meisten spüren, dass sie sich nicht wirklich selbst verwirklichen und dass sie etwas davon abhält, ganz sie selbst zu sein. Was sie da spüren, sind Blockaden im Nabelchakra. Solche Blockaden entstehen oft dann, wenn Heranwachsende zu sehr in ihrer Persönlichkeitsentfaltung behindert werden. Blockaden im Nabelchakra zeigen sich vor allem in einem Mangel an Durchsetzungskraft, in Schlaffheit und Schwäche sowie sozialen Ängsten. Dieser Mangel kann aber oft auch zu Gegenreaktionen wie Aggression und Machtgier führen – was das Nabelchakra nur noch weiter blockiert.

Welche Blockaden kann ich spüren?
Kannst du Blockaden des Nabelchakras finden, die auf dich zutreffen?

Wie fühlt sich mein Nabelchakra an?
Setze dich hin, schließe die Augen und komm ein wenig zur Ruhe. Lege nun deine Hände über dein Nabelchakra und spüre genau hin. Was nimmst du wahr?

Die Verbindung zwischen dem Ich und der Welt

Ich stelle dir später noch ein kurzes Chakra-Yoga-Programm vor – hier ist es nur eine Übung, die aber für das Nabelchakra eine besondere Bedeutung hat: die Bergstellung, auf Indisch *tadasana*. Es gibt mehrere Varianten und ähnliche Stellungen; auf was es ankommt, ist der feste Stand und die Öffnung in die Welt – nichts ist standfester, als ein Berg; auch ist er nach allen Himmelsrichtungen offen und ragt heraus.

In der Bergstellung stehst du einfach auf beiden Beinen, die knapp schulterbreit auseinanderstehen. Die Hände hebst du über den Kopf. Sie können sich dabei berühren. Die Stellung ist sehr einfach. Doch dafür ist sie – gerade für die Kultivierung des Nabelchakras – sehr wirkungsvoll.

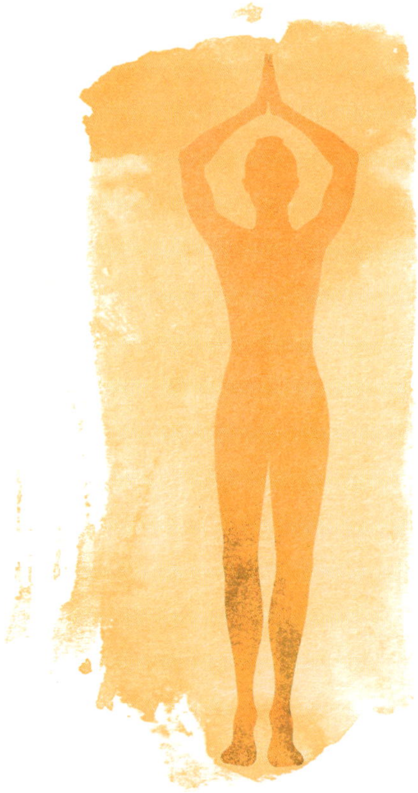

Was spüre ich?

Wenn du stehst wie ein Berg, fühlst du dich dabei auch »wie ein Berg«? Das heißt: Fühlst du die unerschütterliche Kraft deiner Mitte? Oder wird die Stellung schon nach kurzer Zeit anstrengend, und das Stehen fühlt sich wackelig an? Ist es vielleicht auch eine emotionale Unruhe, die es schwer macht, das feste, selbstsichere Gefühl eines Berges zu erleben? Beobachte achtsam, was in dir vorgeht, und notiere deine Erfahrungen.

Tipps zur Stellung

Die Bergstellung ist denkbar einfach, und doch gibt es manchmal Schwierigkeiten, sie länger zu halten: Die Arme werden schwer, und der Stand fühlt sich nicht fest an. Meist sind es unruhige Gedanken und Gefühle, die dafür verantwortlich sind. Beobachte dich achtsam. Vielleicht versuchst du auch zu viel. Der Berg steht nicht, weil er sich um das Stehen bemüht. Probiere einmal aus, tief in deinen Bauch zu atmen und zu »sinken«, also die Knie leicht zu beugen und Spannungen an den Boden abzugeben: Bei jedem Einatmen strömt Energie in dich hinein, und beim Ausatmen fließt die Schwere des Berges in den Boden, während die Arme leicht werden.

Wenn dir die Übung sehr leichtfällt, dann schließe dabei die Augen – das verstärkt ihre Wirkung.

Fantasiereise: Die Suche nach dem Ich

In der Fantasiereise für das Nabelchakra sind Bilder von Feuer, goldgelben Getreidefeldern und strahlenden, kraftvollen Energien hilfreich. Dadurch kannst du die energetischen Zusammenhänge durch Bilder und Gefühle ganzheitlich verstehen und dabei gleichzeitig dein Nabelchakra harmonisieren und stärken.

Der folgende kurze Text ist nur eine kleine Anregung. Lies ihn nur einmal durch – und lass dich dann von deiner Fantasie weiterführen. Wie lange du verreist, liegt ganz bei dir. Du kannst eine zehnminütige Kurzreise antreten oder aber für eine Stunde in die Welt deiner Fantasie eintauchen …

Du findest dich auf einer vulkanischen Insel wieder. Die Insel wird von der aus dem Vulkan herauslaufenden, strahlend leuchtenden Lava erhellt. Nach einem kleinen Anflug von Angst fühlst du dich plötzlich sehr wohl, als du feststellst, dass die Lava dich nicht verbrennt – du kannst barfuß hindurchgehen. Du erkundest den Vulkan und findest eine Höhle. Neugierig erforschst du die tiefen Gänge und Kammern und stellst mit Staunen fest, dass all diese Gänge und Kammern deinen Geist abbilden. In jeder Kammer findest du einen neuen interessanten Teil deiner Persönlichkeit …

Meine Erfahrungen und Gefühle bei der Fantasiereise:

Meine Nabelchakra-Geschichte

In eine Fantasiereise einzutauchen kann sehr kraftvoll sein. Du kannst dein Nabelchakra mit deiner Fantasie aber noch weiter heilen und nähren: Schreibe eine kurze Geschichte, die sich auf die Themen Willenskraft, Durchsetzungsvermögen, Tatkraft, Selbstkontrolle, Selbstvertrauen und Persönlichkeit oder Selbstverwirklichung bezieht. Es geht jedoch nicht darum, eine besonders spannende oder positive Erzählung zu schreiben. Lass dich von deiner Intuition leiten.

Blockaden des Nabelchakras spüren

Du kannst Blockaden in deinem Nabelchakra leicht spüren – selbst dann, wenn du noch nie von Chakras gehört hast. Ein geschwächtes Manipura-Chakra zeigt sich meist in einem allgemeinen Gefühl der Schwäche und Hilflosigkeit, die manchmal in Kontrollzwang und Aggression übergehen kann.

Wie sieht es bei dir aus? Spüre einmal nach, welche Reaktionen die folgenden Aussagen bei dir auslösen.

Ich bin eine starke Persönlichkeit.

Ich habe viel Energie und den Willen, meine Vorstellungen umzusetzen.

Ich verliere praktisch nie die Kontrolle über mich selbst.

Wenn du das Gefühl hast, dass du dich kaum durchsetzen kannst und nicht wirklich weißt, was deine Persönlichkeit ausmacht und du wenig Selbstvertrauen hast – verurteile dich nicht. Dein Nabelchakra ist dann nicht gut entwickelt. Doch das wird sich durch die Übungen ändern. Nimm jetzt einfach nur wahr, wie die Dinge gerade sind. Im Moment ist es wichtig, dass du dich selbst akzeptierst wie du bist, damit du wachsen kannst.

Blockaden im Nabelchakra auflösen

Die Suche nach den Ursachen von Problemen im Allgemeinen oder von Blockaden im Nabelchakra im Besonderen bringt oft weniger als die Suche nach Lösungen – oder auch weniger als achtsames, nicht-urteilendes Wahrnehmen. Das Nabelchakra wird meist in der Pubertät blockiert, wenn ein heranwachsender Mensch nicht ausreichend Freiheit hat, seine Persönlichkeit angemessen auszudrücken. Das behindert das spirituelle Wachstum und die Entwicklung der Persönlichkeit und führt oft zu einem Gefühl des Mangels an Willenskraft oder Kontrolle. Doch ist es natürlich nie zu spät, das Nabelchakra zu heilen. Alles, was du in diesem Kapitel tust, trägt dazu bei.

Ein paar konkrete Dinge, die du tun kannst:

- Beginne jeden Morgen mit einer Atemübung und einer kurzen, auf dein Nabelchakra ausgerichteten Achtsamkeitsmeditation.
- Jede Art von Feuer und leuchtend gelben Farben tut dem Nabelchakra gut. Auch wenn es nur eine Kerze ist, deren Flamme du betrachtest.
- Richte deine Achtsamkeit auf deine Fähigkeit, Kontrolle, vor allem auch Selbstkontrolle, auszuüben. Nimm deine Gedanken und Gefühle wahr, ohne dich für irgendetwas zu verurteilen – sieh nur hin.

Meine Erfahrung: Was funktioniert für mich?

Überlege einmal, in welchen Situationen sich Willenskraft, Selbstkontrolle und Tatkraft in deinem Leben gezeigt und dir geholfen haben.

Farben und Formen – Nabelchakra

Die Farbe des Nabelchakras ist goldgelb – wie eine fröhlich strahlende, energiespendende Sonne. Die Farbe ist dem Chakra nicht zufällig zugeordnet. Sie bringt ihre eigene, besondere Energie mit sich.

Was bedeutet die Farbe Gelb für mich persönlich?
An was muss ich bei ihr denken?

Gelb wird meist als intensiv und fröhlich empfunden. Wie geht es dir damit? Gelb ist die Farbe der Herrschaft, des Optimismus und der Neugierde – aber auch die Farbe des Neides, der Eifersucht und der Machtgier. Dass Gelb so unterschiedliche Aspekte hat, liegt daran, dass es eine all diesen Eigenschaften zugrunde liegende Energie gibt. Wie sich diese Energie dann ausdrückt, hängt davon ab, ob das Nabelchakra harmonisch entwickelt oder blockiert ist.

Das Symbol des Nabelchakras ist das Dreieck. Die Dreiheit taucht in vielen spirituellen Belangen auf. Vielerorts ist die Drei eine Glückszahl. Auf jeden Fall steht das Dreieck auch für machtvolle Stabilität und Herrschaft.

Was ist in meinem Leben wirklich stabil und unter Kontrolle?

Das Nabelchakra-Mandala

Nun wird es Zeit für die Mandala-Mal-Meditation. Mach dich ganz entspannt an das Mandalamalen – gesammelt, aber nicht verkniffen und angestrengt. Es ist eine zwanglose, kraftspendende Meditation. Lass alle Überlegungen, was du tun »solltest«, los und lass deiner Intuition freien Lauf. Das hilft dir, dich mit dem Nabelchakra zu verbinden und es zu heilen.

Am besten verwendest du Gelbtöne, doch falls es dir deine Intuition sagt, kannst du auch andere Farben ausprobieren.

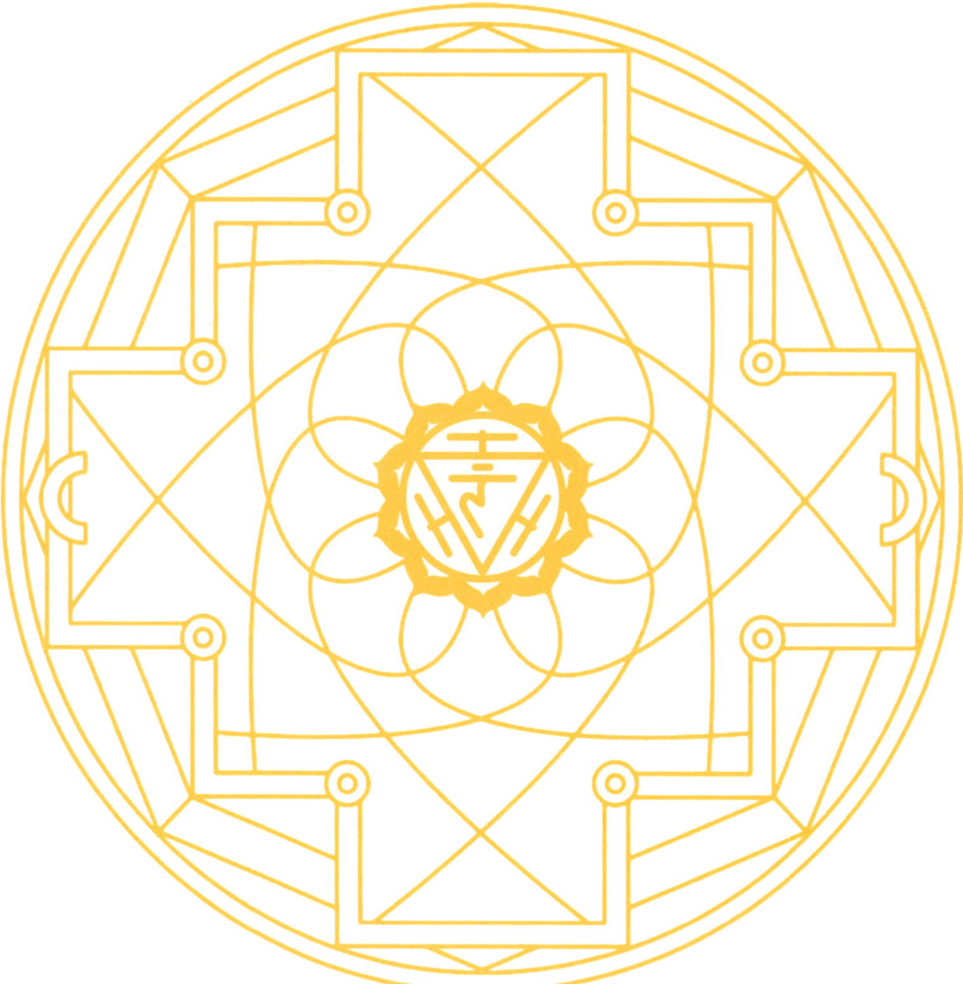

Willenskraft

Ein wichtiger Aspekt des Nabelchakras ist die Willenskraft. Der Wille wird meist überschätzt: Er ist wie der Zündschlüssel bei einem Auto – er ist zum Starten notwendig, aber er trägt nicht zur Bewegung des Autos bei. Ein starker Mangel an Willenskraft hat aber natürlich negative Auswirkungen: Das »Auto« startet nicht. Wenn du eine geschwächte Willenskraft hast, fällt es dir nicht leicht, Vorhaben kraftvoll zu beginnen oder durchzuhalten. Viel stärker als der Wille ist die Vorstellungskraft. Wenn du dein Ziel klar vor Augen hast und es eine unwiderstehliche Anziehungskraft ausübt, spielt der Wille kaum noch eine Rolle. Die Willenskraft ist nur eine von vielen Qualitäten, die mit dem Nabelchakra zusammenhängen: Selbstvertrauen, eine starke Persönlichkeit, Durchsetzungskraft und Selbstkontrolle werden durch eine gut entwickelte Willenskraft unterstützt. Und eine »gute Entwicklung« findet dann statt, wenn der Wille seine Kraft harmonisch entfaltet, sodass die anderen Kräfte des Nabelchakras zur Geltung kommen.

Was geschieht mit mir, wenn alles, was ich will, geschieht?

Was bedeutet Willenskraft für mich?

Die wahre Macht

Eine Reaktion auf die Bedrohung des Selbst ist Gier, und zwar vor allem Machtgier. Diese Reaktion ist ungesund und Ausdruck eines Energiemangels im Nabelchakra. Gier ist, du erinnerst dich vielleicht, eines der drei Geistesgifte, neben Hass und Unwissenheit. Machtgier heißt, immer mehr bestimmen und kontrollieren zu wollen – und diese Gier bläst das Ich auf wie einen Ballon: So kann kein echtes Wachstum mehr stattfinden. Und wie jede andere Form von Gier, kann auch Machtgier nie befriedigt werden.

Frei von Machtgier zu sein, heißt aber nicht, ohnmächtig oder willenlos zu sein. Um Einfluss auf die Welt zu nehmen, brauchen wir Willenskraft und ein starkes Ich. Sich von diesem »Ich« zu befreien, steht erst ganz am Ende des spirituellen Weges. Doch Erleuchtung ist die Folge bewussten Loslassens, und loslassen können wir nur, was wir uns überhaupt erst angeeignet haben.

Die wirkliche Macht ist nicht etwa die Macht, andere zu kontrollieren, sondern Macht über sich selbst zu gewinnen. Und zwar so, dass der Persönlichkeit Raum bleibt, sich zu entfalten.

Gedankenexperiment: Über das ganze Reich herrschen

Für diese kleine Übung stellst du dir vor, du wärst nun Kaiserin oder Kaiser des ganzen Landes und jeder Befehl von dir würde umgesetzt. Bleibe wenigstens fünf Minuten bei der Übung und sieh, was geschieht. Notiere deine Erfahrungen:

Gesundheit und das Nabelchakra

Das Nabelchakra beeinflusst wichtige körperliche Organe und Funktionen – wenn die Energie dieses Chakras gestört ist, kommt es zu charakteristischen Problemen.

Das Nabelchakra betrifft vor allem:

- Magen
- Dünndarm
- Leber
- Bauchspeicheldrüse (Insulin, Glukagon)

Krankheiten, die durch ein blockiertes Nabelchakra gefördert, ausgelöst oder aufrechterhalten werden:

- Diabetes
- Verdauungsprobleme, Sodbrennen
- Anorexie (Magersucht), Bulimie
- Nahrungsmittelunverträglichkeit
- Aggressives Verhalten

Wie steht es um meine Gesundheit?

Sieh einmal genau hin, ob eines der genannten gesundheitlichen Probleme für das Nabelchakra auf dich zutrifft – falls ja: Arbeite das Kapitel Nabelchakra besonders intensiv durch. Welche Probleme kannst du wahrnehmen?

Die Quelle des Selbst

Deine Persönlichkeit ist im Nabelchakra beheimatet. Sie wird vor allem in der Kindheit und Jugend geformt und dabei leider nicht selten deformiert. Kinder, deren Persönlichkeit sich nicht entfalten konnte, haben später oft Schwierigkeiten mit Kritik umzugehen, ihre eigenen Ziele zu erkennen oder Gefühlsausbrüche in den Griff zu bekommen. Das Nabelchakra zu aktivieren und zu heilen führt in diesen Fällen zu einem enormen Gewinn an Lebensqualität.

Was empfindest du bei der folgenden Aussage?

Ich bin voller Selbstvertrauen.

Das Selbstvertrauen blockierende Glaubenssätze

»Blockierende Glaubenssätze« können dich daran hindern, zu heilen und zu wachsen. Solche Glaubenssätze, die die Energie im Nabelchakra blockieren, lauten beispielsweise »Ich schaffe das sowieso nicht«, »Mir fehlt es an Willenskraft«, »Die anderen sind stärker als ich«, »Ich darf mich nicht zeigen, wie ich bin«. Was sind wohl deine persönlichen Glaubenssätze, die dich in deiner Entwicklung hemmen könnten?

Meine Glaubenssätze:

7 Dinge für 7 Tage – Nabelchakra

Hier bekommst du nun wieder ein paar Tipps, was du in dieser Woche für dein Nabelchakra tun kannst: Kurzübungen, Gedankenspiele, Inspirationen und Tipps für sieben Tage. Wenn du diese sieben Dinge sieben Tage lang beherzigst, wirst du dein Nabelchakra ziemlich gut kennenlernen und spüren, was dir in diesem Bereich guttut.

1. Versuche, in dieser Woche ganz auf Fleisch und Alkohol zu verzichten, und spüre nach, wie sich das auf das Gefühl in deiner Körpermitte auswirkt. Spürst du mehr oder weniger Energie in deinem Nabelchakra? Wenn du dich ohnehin schon vegetarisch oder vegan ernährst und keinen Alkohol trinkst – prima! Dann ist dieser Punkt schon erledigt. Achte dennoch achtsam darauf, wie sich deine Ernährung auf dein Nabelchakra auswirkt.

2. Versuche wenigstens drei Minuten am Tag ganz bewusst die Sonne auf deiner Haut zu spüren. Wenn das nicht möglich ist, betrachte achtsam die Flamme einer Kerze.

3. Trinke täglich eine Tasse Kamillen-Fenchel-Tee. 2 TL getrocknete Kamillenblüten und 2 TL Fenchelsamen mit kochendem Wasser übergießen und zehn Minuten ziehen lassen.

4. Achte in dieser Woche besonders sorgsam darauf, nicht zu frieren.

5. Bring möglichst viel Gelb in deine Umgebung: Stelle beispielsweise Sonnenblumen auf den Tisch.

6. Gönn dir eine kurze Fußmassage, bei der du vor allem den Fersenbereich behandelst.

7. Höre gefühlsbetonte Musik, die dich »im Bauch« berührt.

Wochenprotokoll Nabelchakra– Was hat mir wann gutgetan?

Tag 1

Tag 2

Tag 3

Tag 4

Tag 5

Tag 6

Tag 7

Die Nabelchakra-Energiemassage

Die Chakra-Energiemassage hilft dir dabei, das Nabelchakra zu heilen und zu harmonisieren. Gerade wenn du spürst, dass du wenig Selbstvertrauen hast und deine Persönlichkeit nicht wirklich entfalten kannst, wird dir die Nabelchakra-Energiemassage gut tun. Auch dann, wenn du Schwierigkeiten mit dem Thema »Macht« hast, sei es, dass du dich unterdrückt fühlst, oder aber, dass dir Menschen, die du leiten sollst, nicht folgen, tut diese Energiemassage gut.

Lege dich dazu entspannt auf den Rücken und schließe die Augen. Reibe die Handflächen zunächst einige Male kräftig aneinander – das regt die Handchakras an und verstärkt die Wirkung.

Atme nun ein paarmal ganz bewusst tief ein und aus. Achte jetzt erst einmal nur auf den Fluss des Atems. Vielleicht spürst du dabei schon die Energie in deinen Händen.

Dann legst du deine Hände auf den Bauch, die Handkante knapp über dem Nabel. Die rechte Hand liegt dabei auf der linken. Die Daumen berühren sich an den Fingerkuppen und liegen an der Spitze des Brustbeins an.

Beim Einatmen nimmst du Prana, die Lebensenergie, durch die Atmung auf. Wenn du dann ganz langsam ausatmest, lässt du die Energie in das Nabelchakra fließen. Stelle dir dabei vor, wie ein leuchtend gelber Lichtstrom aus deinen Händen in dein Nabelchakra fließt.

Mach auf diese Weise sieben tiefe und langsame Atemzüge.

Bei jedem Ausatmen visualisierst du immer wieder, wie leuchtend gelbe, warme Strahlen aus deinen Händen in deine Körpermitte strömen, sich im Nabelchakra konzentrieren und dich mit kraftvoller Lebensenergie aufladen.

Nach den sieben Atemzügen legst du die Hände wieder auf den Boden.

Spüre den Wirkungen noch eine Weile nach und genieße das Gefühl in deinem Sonnengeflecht über dem Magen.

Hat sich bei der Übung etwas verändert? Fühlt sich deine Körpermitte wärmer und kraftvoller an? Spürst du eine Veränderung deiner Gefühle? Fühlst du dich selbstbewusster, durchsetzungsfähiger und mehr in Kontrolle?

Schreibe deine Erfahrungen mit der Chakra-Massage auf:

Das Nabelchakra-Mantra

Das Mantra für dein Nabelchakra kannst du, wenn du willst, gleich nach der Aktivierung durch die Energiemassage verwenden, denn das verstärkt die Wirkung. »Chante«, also singe die Nabelchakra-Silbe so, wie es dir deine Intuition eingibt – das Ziel ist, dass du in eine leichte Trance kommst, die es dir leichter macht, die Energie im Nabelchakra zu spüren und anzuregen. Wiederhole nur immer wieder die eine Silbe.

Die Silbe für das Nabelchakra ist **RAM** (gesprochen: Raam).

Meine Empfindungen beim Mantra-Chanten:

Das Nabelchakra-Yoga-Programm

1. Entspannung und Aufwärmübungen

Du beginnst wieder damit, dass du die Entspannung und die Aufwärmübungen von Seite 32 durchführst:

- Rückenrollen
- Pferderücken – Katzenbuckel
- Nackendehnung
- Beckenkreisen

2. Bein-Brust-Stellung

Du liegst bequem auf dem Rücken.

Mit dem nächsten Ausatmen ziehst du das rechte Bein an, umfasst das rechte Knie mit beiden Händen und ziehst das Bein möglichst nah an die Brust. Der Kopf bleibt dabei entspannt auf dem Boden liegen.

Atme in dieser Position siebenmal ein und aus. Halte deine Achtsamkeit auf das Nabelchakra gerichtet.

Nach den sieben Atemzügen lässt du das rechte Knie los und legst das Bein wieder flach auf dem Boden ab.

Spüre kurz nach, und wiederhole die Übung nach einer kurzen Entspannung auch mit dem anderen Bein.

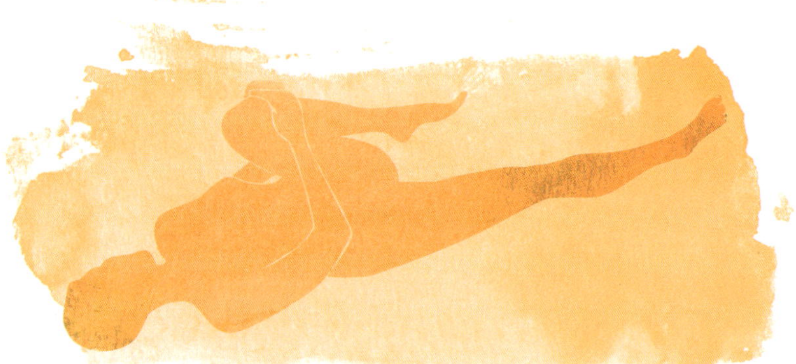

3. Schräge Stellung

Setze dich mit geschlossenen, nach vorne gestreckten Beinen gerade auf den Boden. Lege die Handflächen neben das Gesäß, wobei die Finger nach hinten zeigen – wenn das problemlos bei dir geht. Fall es zu sehr in den Unterarmen zieht, dreh die Hände ein wenig nach vorn.

Mit dem Einatmen hebst du nun langsam das Becken an. Bein- und Bauchmuskeln halten den Körper so, dass er eine Linie bildet.

Atme in dieser gestreckten Position einmal tief aus und noch einmal ein, bevor du mit dem nächsten Ausatmen das Becken wieder sinken lässt.

Wiederhole die Übung insgesamt siebenmal.

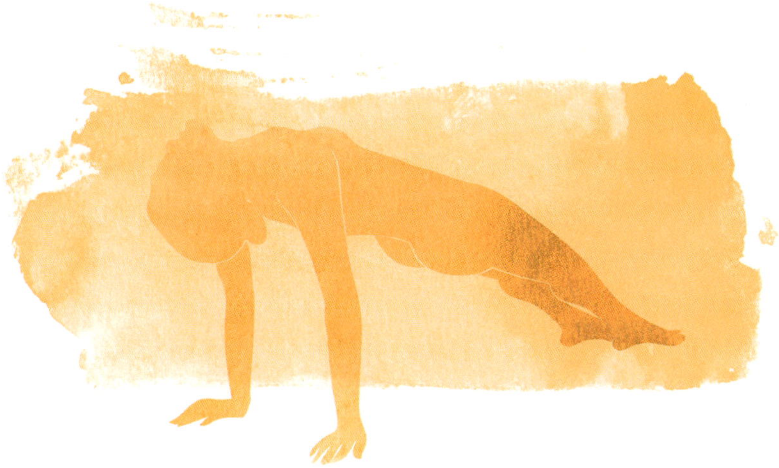

4. Bogenstellung

Lege dich auf den Bauch – die Stirn berührt dabei den Boden und die Beine sind leicht gegrätscht. Winkle die Knie ab und bringe die Füße in Richtung Gesäß. Greif mit den Händen nach hinten und umfasse die Fußgelenke. Spanne Bauch- und Beckenmuskulatur an.

Mit dem nächsten Einatmen hebst du den Kopf und ziehst gleichzeitig die Beine etwas nach oben, sodass die Oberschenkel nicht mehr am Boden aufliegen.

Konzentriere dich in der Bogenstellung auf das Nabelchakra.

Halte die Stellung fünf Atemzüge lang. Beachte jedoch immer deine Dehngrenze und entwickle keinen schädlichen Ehrgeiz! Wenn es schmerzt oder dir die Luft knapp wird, lass los.

Lass zum Abschluss der Übung Beine und Kopf wieder zu Boden sinken. Löse die Hände von den Fußgelenken und entspanne dich kurz.

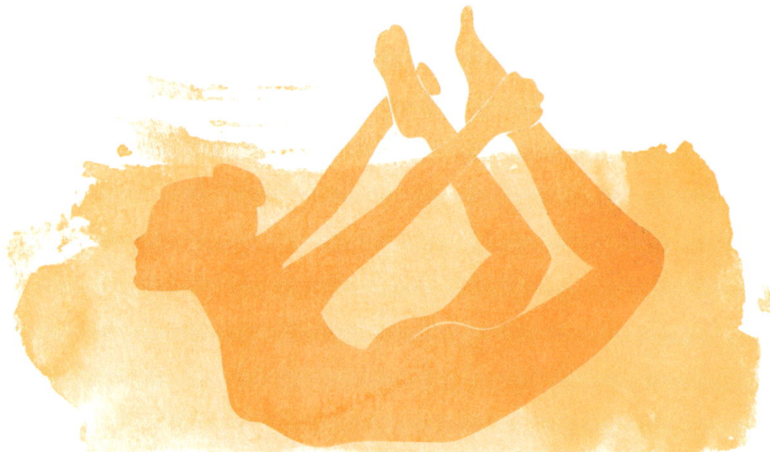

5. Uddiyana Bandha

Setze dich bequem, aber aufrecht hin, im Lotos-, halben Lotos- oder Schneidersitz. Schließe die Augen und lasse Körper und Geist zur Ruhe kommen.

Atme ein paar Mal entspannt durch.

Dann atmest du ganz tief aus.

Hast du ganz ausgeatmet, entspanne deine Bauchmuskulatur am Ende der Ausatmung und zieh den Bauch im ausgeatmeten Zustand kräftig ein. Stelle dir dabei vor, dass du die Bauchwand zu deinen Schulterblättern ziehst. Halte diese Stellung sieben Sekunden lang, ohne zu atmen.

Entspanne den Bauch dann wieder, lass die Spannung los und den Atem frei einströmen.

Mach zwei, drei Zwischenatmungen und wiederholen die Übung dann noch zweimal.

6. Nabelchakra-Meditation

Du kannst sitzen bleiben und die Meditation direkt als Fortsetzung von Uddiyana Bandha durchführen. Richte deine Achtsamkeit auf dein Nabelchakra und versuche dir bewusst zu werden, wie dieses Chakra dich mit deinen grundlegenden Gefühlen verbindet und der Sitz deiner Persönlichkeit ist.

Hebe nun ganz langsam und bewusst die Hände vor die Brust und lege die Handflächen aufeinander. Deinen rechten Daumen legst du nun über den linken, winkelst dann beide Daumen an und steckst sie zwischen die Handflächen. Durch dieses Mudra wird das Nabelchakra aktiviert.

Atme tief ein und sprich siebenmal leise und weich das Mantra »RAM«. Verteile die sieben »RAM« wie sieben Glockenschläge gleichmäßig über das Ausatmen, sodass du das letzte »RAM« mit dem letzten Rest deiner Atemluft aussprichst.

Atme dann wieder langsam ein und wiederhole das Ganze siebenmal. Richte deine Achtsamkeit während der gesamten Meditation auf das Nabelchakra.

7. Schlussentspannung

Lege dich zum Abschluss hin, um das Nabelchakra-Yoga-Programm mit einer tiefen Entspannung zu beenden, bei der sich die gesammelte Energie im ganzen Körper verteilt und die Chakra-Energien in Harmonie bringt. Die Schlussentspannung ist daher immer ein wichtiger Teil jedes Yoga-Programms.

Du gehst bei der Schlussentspannung im Grunde genauso vor, wie bei der Anfangsentspannung, wirst dich jedoch nun noch weitaus tiefer entspannen können. Spanne also nacheinander alle Muskeln kurz an, entspanne sie dann und richte deine Achtsamkeit auf die Veränderung. Wenn dein ganzer Körper entspannt ist, gehst du noch ein wenig tiefer in die Entspannung. Lass dich von der Erde tragen. Setze deine Vorstellungskraft ein, um das Nabelchakra nochmals sanft anzuregen und den Energiefluss in deiner Körpermitte zu harmonisieren.

Visualisiere einen kleinen, kraftvoll gelben Lichtwirbel wie eine kleine Sonne in deiner Körpermitte – und dann lass diesen Energiewirbel mit jedem Atemzug ein wenig größer werden, bis er deinen ganzen Bauch und die ganze Brust mit wärmenden, Lebenskraft spendenden, goldgelben Strahlen erfüllt.

Beende die Tiefenentspannung langsam und behutsam. Löse dich von den inneren Bildern und spüre bewusst die Schwere des Körpers. Vertiefe deinen Atem allmählich und strecke die Arme langsam nach oben. Räkle und dehne den ganzen Körper, bevor du die Augen wieder öffnest und das Yoga-Programm beendest.

Meine Erfahrungen mit den Yoga-Übungen für das Nabelchakra:

Was ist mir schwergefallen?

Was hat sich beim Üben an körperlichen Empfindungen verändert?

Was hat sich beim Üben an seelischen Empfindungen verändert

Welche sonstigen Erfahrungen hatte ich bei den Übungen

Die Lebensaufgaben des Nabelchakras

Das Nabelchakra stellt dir sozusagen »Aufgaben«: Es zeigt dir dein Potenzial, und wenn es blockiert ist, macht es dich darauf aufmerksam, in welchem Bereich du dich weiterentwickeln kannst. Du hast nun schon viel über dein Nabelchakra erfahren. Jetzt wollen wir uns einmal auf die Suche begeben, was für Aufgaben und Möglichkeiten du in diesem Bereich hast – und wo es besonders wichtig ist, Disharmonien auszugleichen.

Persönlichkeit, Durchsetzungskraft, Gelassenheit: Meine Stärken, meine Schwächen

Schreibe hier wieder ganz offen, nur für dich, und ohne lange nachzudenken, was von anderen oder dir selbst »erwünscht« sein könnte. Du musst niemandem etwas vorspielen, auch dir selbst nicht. Antworte vollkommen aus dem Bauch heraus. Mach dir auch klar, was deine Stärken sind – es ist mitunter gar nicht so leicht, seine eigenen Stärken zu erkennen, da eine besondere Stärke auch besondere Verantwortung mit sich bringt.

Meine Stärken

Meine Schwächen

Ich tue etwas – Meine Aufgaben

Das Nabelchakra ist das »Ich handle«-Chakra. Was tust du, was wirklich Ausdruck deiner selbst ist? Was ist deine Aufgabe, wofür solltest du deine Willenskraft, deine Macht und deine Persönlichkeit wirklich einsetzen?

Meine Ziele für das Nabelchakra

Du hast dir deine Stärken und Schwächen klargemacht und über deine Nabelchakra-Lebensaufgabe nachgedacht. Was sind deine konkreten Ziele?

In einem Satz ...

Kannst du das, was du aus diesem Kapitel mitnehmen konntest, in einen Satz fassen?

Affirmationen für das Nabelchakra

Mantras und Affirmationen sind immer wieder hilfreich. Hier biete ich dir drei Mantras an, die besonders auf das Nabelchakra und seine Energie wirken. Verwende das Mantra in Form einer Meditation – oder nutze es im Alltag als »Rettungsanker« oder »Powersatz«.

Ich lasse meinen Gefühlen freien Lauf und vertraue meinen spontanen Entscheidungen.

Ich nutze meine persönlichen Kräfte, um die Welt positiv zu verändern.

Durch die Macht meines Willens kann ich jedes Ziel erreichen.

und/oder meine persönlichen Affirmationen:

Was ich aus dem Nabelchakra-Kapitel mitnehme

Auch wenn vielleicht nicht alles in diesem Kapitel im Moment für dich brauchbar ist – ein paar Dinge sind es bestimmt. Hier ist jetzt Platz, um die wichtigsten Dinge noch einmal zusammenzufassen.

Herzchakra

Ich liebe und werde geliebt

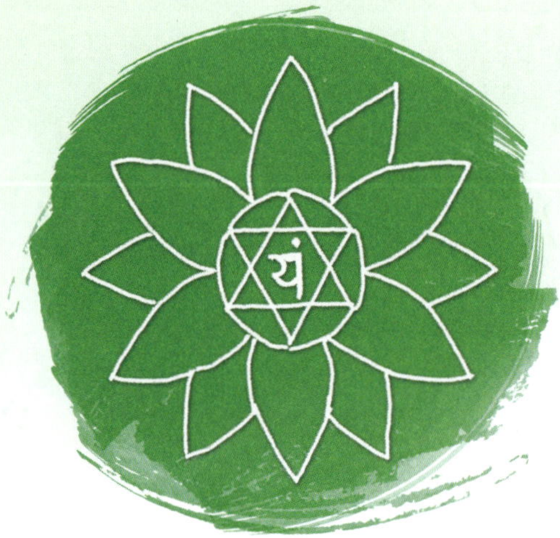

Anahata-Chakra

अनाहत चक्

Viertes Chakra

Brustchakra

Liebe, Mitgefühl, Güte

Das Herzchakra liegt – im Gegensatz zum anatomischen Herzen – in der Mitte der Brust. Es ist das Chakra im Zentrum des Chakra-Baumes und bildet die Mitte zwischen Körper und Geist.

Die Bedeutung des Sanskrit-Wortes *anahata* ist »makellos«.

Dieses Energiezentrum ist vielleicht das wichtigste für deine spirituelle Entwicklung. Es bildet eine Brücke zwischen dem Körperlichen und dem Spirituellen; im Herzen kommen Bauchgefühle, Kopfgefühle und spirituelle Einsichten zusammen. Das Herzchakra macht das Menschliche im Menschen aus. Daher ist es so wichtig, das Herzchakra zu heilen und Blockaden zu lösen.

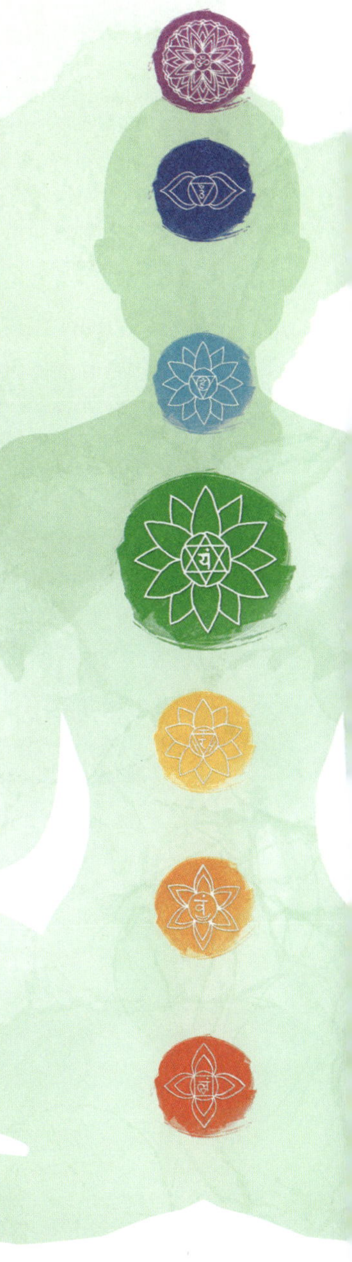

Lage
Brustmitte

Farbe
Grün

Element
Luft

Symbol
Sechseck

Themen
Liebe, Mitgefühl, Menschlichkeit, Zuneigung, Offenheit, Toleranz, Herzenswärme, Güte

Kernsatz
Die Kraft des Mitgefühls strahlt und heilt.

Das »Ich liebe«-Chakra

Das Herzchakra steht in der Mitte des Chakra-Baumes – und es ist in vielerlei Hinsicht ein ganz zentraler Ausdruck unseres Lebens als Mensch. Im Herzchakra wohnt die stärkste Kraft des Menschen: die Liebe. Indem du dein Herzchakra heilst und nährst, verbindest du dich mit allen anderen Wesen, bringst dich selbst in Balance und entwickelst deine menschlichen Qualitäten.

Wenn das Herzchakra gesund und in Harmonie ist

Wenn dein Herzchakra gut entwickelt ist – und in Harmonie mit den anderen Chakras wirkt –, strahlst du das aus, was einen liebevollen Menschen ausmacht: Mitgefühl mit dir selbst, das überwältigende Gefühl der Einheit mit allen fühlenden Wesen und bedingungslose Liebe. Du wirst dich kaum isoliert oder einsam fühlen und nicht mit Zorn oder Aggression auf die vielen Fehler, die uns Menschen plagen, reagieren. Du bist eins mit allen Lebewesen und hast die wichtigste Grundlage für dein spirituelles Wachstum gelegt. Du kannst anderen Menschen als Leitbild dienen und liebevolle Güte in der Welt verbreiten.

Wie fühle ich mich?

Wenn du von diesen positiven Wirkungen des Herzchakras hörst – was geht dabei in dir vor? Kannst du dich darin wiederfinden? Oder schenkt es dir neue Motivation, die Kraft der Liebe und Güte zu verwirklichen? Schreibe auf, was dir spontan in den Sinn kommt.

Wie sich Blockaden im Herzchakra zeigen

Wenn das Herzchakra geschwächt oder blockiert ist, spürst du wahrscheinlich eine quälende Leere in dir und fragst dich, was das Leben eigentlich soll. Blockaden des Herzchakras entstehen, wenn jemand zu wenig Liebe und Selbstliebe in seinem Leben erfahren oder traumatische Erfahrungen mit der Liebe gemacht hat. Solche Blockaden im Herzchakra zeigen sich vor allem in starkem Egoismus, einer suchtartigen Gier nach Bestätigung und Ruhm, Angst vor Einsamkeit und fehlendem Mitgefühl mit leidenden Wesen – nicht zuletzt aber auch in einem Mangel an Selbstliebe.

Welche Blockaden kann ich spüren?

Kannst du Blockaden des Herzchakras finden, die auf dich zutreffen?

Wie fühlt sich mein Herzchakra an?

Setze dich hin, schließe die Augen und komm ein wenig zur Ruhe. Lege nun deine Hände über das Herzchakra und spüre genau hin. Was nimmst du wahr?

Die Verbindung von Wurzel und Krone

Auch für das Herzchakra gibt es natürlich ein kurzes Chakra-Yoga-Programm – doch hier will ich dir erst einmal nur eine Übung vorstellen, die ganz besonders wichtig für dein Herzchakra ist: Den Drehsitz, auf Indisch *ardhamatsyendrasana*. Es gibt einige Varianten der Stellung; wichtig ist dabei die Mobilisierung der Wirbelsäule.

Beginne in einer stabilen Sitzposition, wie dem Lotos- oder Schneidersitz. Atme dreimal tief ein und aus. Hebe das rechte Bein über das linke und stelle den rechten Fuß gegen die Außenseite des linken Knies. Zieh die linke Ferse nah ans Gesäß. Dann drehst du den Körper nach links. Der rechte Arm unterstützt die Drehung, indem er das linke Bein umschließt. Die linke Hand kommt nach hinten auf den Boden. Den Kopf solltest du nicht weiter drehen als den Körper.

Atme in der Stellung dreimal tief ein und aus. Löse die Stellung dann vorsichtig und wiederhole sie zur anderen Seite hin.

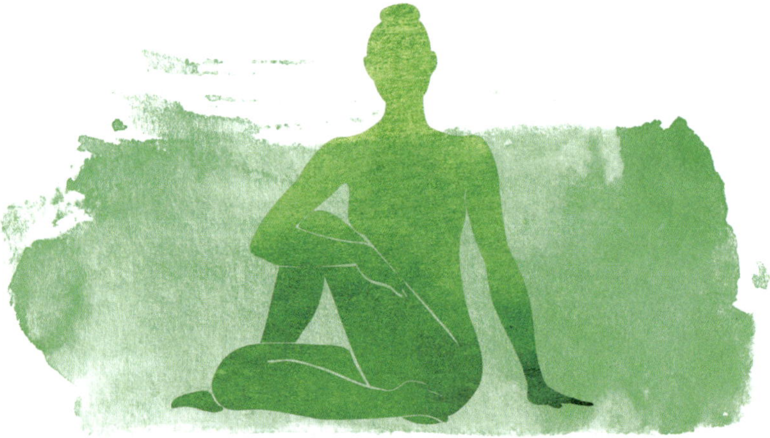

Was spüre ich?

Vielleicht merkst du bei dieser Drehung, dass die Wirbelsäule sich nicht so leicht drehen will. Das deutet auf Blockaden hin, die den Energiefluss durch die Chakras, und insbesondere durch dein Herzchakra, erschweren. Beobachte achtsam, wo genau du Blockaden wahrnimmst, und notiere deine Erfahrungen.

Tipps zur Stellung

Ziel der Übung ist es, die Wirbelsäule flexibler werden zu lassen und den Energiefluss durch die Chakras zu erleichtern. Gerade das Herzchakra, das in der Mitte des Chakra-Baumes liegt, profitiert davon.

Wie bei allen Übungen, die Drehungen beinhalten, ist es auch hier ganz wichtig, dass du nichts mit Gewalt versuchst. Vielleicht ist es zunächst ein wenig frustrierend, dass du dich nur ein ganz kleines Stück weit drehen kannst – doch das ist völlig in Ordnung. Achte darauf, dass du nicht den Kopf weiter drehst, als es die Wirbelsäulendrehung mit sich bringt. Schultern und Kopf verändern ihre Position zueinander nicht. Achte auch auf ein stabiles Becken.

Übe sanft und achtsam. Im Laufe der Zeit wird deine Wirbelsäule flexibler und der Energiefluss freier. Jedes Mal, wenn du übst, nährst du dein Herzchakra.

Fantasiereise: Flug mit dem Wind

Lass uns nun wieder eine Fantasiereise machen, die dir die Energie des Herzchakras auf eine indirekte, intuitive und ganzheitliche Art und Weise näherbringt. Mithilfe deiner Fantasie und Vorstellungskraft kannst du Erfahrungen machen, die du im Alltag nicht erleben kannst. Doch dass die Reise nicht in der grobstofflichen Realität stattfindet, heißt nicht, dass sie nicht wirklich und wirksam ist.

Du bekommst auch hier einen kurzen Text, den du nur einmal durchlesen musst. Er ist lediglich ein Wegweiser, in welche Richtung das Abenteuer geht: Die Einzelheiten wird deine Fantasie für dich erledigen. Die Dauer der Reise bestimmst du – eine zehnminütige Kurzreise oder ein stundenlanges Eintauchen in die Welt deiner Fantasie ...

Du stehst auf einer kleinen Anhöhe, inmitten einer Landschaft mit grünen Hügeln, weiten Laubwäldern und blühenden Wiesen. Du kannst keine Menschen sehen, doch du spürst, dass Menschen in der Nähe sind. Dein Herz fühlt es – und indem du genauer hinspürst, merkst du, wie du immer leichter wirst ... und zu schweben beginnst. Mit dem Wind fliegst du über das Land, getragen von dem Mitgefühl für alle Wesen, die nicht, wie du, schweben können ... Was immer dir auch begegnet, du heilst es allein durch dein Mitgefühl, das tiefer Freude gleicht: Du bist sicher und voller Kraft; du fühlst dich wohl und heiter.

Meine Erfahrungen und Gefühle bei der Fantasiereise:

Meine Herzchakra-Geschichte

Manchmal kann es geradezu transformierend sein, tief in eine Fantasiereise einzutauchen. Wenn du dein Herzchakra mithilfe deiner Fantasie noch weiter aktivieren und entwickeln möchtest, ist es eine gute Idee, ohne viel nachzudenken eine eigene kurze Geschichte zu schreiben, in der Güte, bedingungslose Liebe und die Kraft des Herzens eine Rolle spielen. Du musst nicht »Schönheit« oder »Literatur« produzieren – lass dich einfach von deinem Unterbewusstsein und der Stimme in deinem Herzen leiten.

Blockaden des Herzchakras spüren

Eine Blockade im Herzchakra spürst du vielleicht erst einmal gar nicht. Aber sobald du ein wenig genauer darauf achtest, kannst du Probleme mit dem Herzchakra doch bemerken: In Anbetracht von menschlichem Leiden und Katastrophen denkst du beispielsweise vielleicht »wie schrecklich!«, spürst aber gleichzeitig, dass dich das Ganze nicht wirklich berührt. Diese Blockade ist ein Schutzmechanismus, um dich vor Leid zu bewahren. Doch wie so manche unbewusste Schutzmaßnahmen ist auch diese nicht sinnvoll. Störungen im Anahata-Chakra lösen sich durch Kultivierung von Mitgefühl auf, nicht dadurch, dein Herz in Fesseln zu legen. Wie begegnest du dir selbst? Kannst du »Ja« zu dir sagen? Hast du mit dir selbst Mitgefühl – nicht Selbstmitleid, sondern Verständnis und Akzeptanz?

Spüre einmal nach, welche Reaktionen die folgenden Aussagen bei dir auslösen.

Ich bin voll Mitgefühl.

Mein Mitgefühl macht mein Herz leicht, nicht schwer.

Ich kann mich selbst lieben und akzeptieren.

Blockaden im Herzchakra auflösen

Wie kommt es zu Blockaden im Herzchakra? Meist ist es die Erfahrung, dass Mitleid wehtut – und das tut mit*leiden* immer; es verringert kein Leid, sondern verdoppelt es. Dann baut das Unterbewusstsein Schutzmechanismen auf. Mit*fühlen* hingegen befreit das Herzchakra und lindert Leiden. Es heilt Verletzungen aus der Kindheit sogar dann, wenn man selbst nie Liebe erfahren hat und in seinem geistigen und seelischen Wachstum behindert wurde.

Doch du weißt ja: Es ist nie zu spät, das Herzchakra zu heilen. Alles, was du in diesem Kapitel tust, trägt dazu bei.

Ein paar konkrete Dinge, die du tun kannst:

- Schicke dein Mitgefühl mit einer Meditation liebender Güte in die Welt. Setze dich täglich zu einer festen Zeit hin und wiederhole drei Minuten lang: »Möge es allen Wesen wohl ergehen. Mögen sie Liebe finden. Mögen sie Frieden finden.«
- Stelle grüne, lebendige Pflanzen in deiner Wohnung auf und betrachte sie ein paar Minuten täglich achtsam. Spüre deine Verbindung mit der Natur.
- Lächle jeden, dem du begegnest, freundlich an. Es geht nicht darum, dein Gesicht zu einem Dauergrinsen zu verziehen, sondern jedem Freundlichkeit entgegenzubringen, die sich dann in einem Lächeln zeigt.

Meine Erfahrung: Was funktioniert für mich?

Überlege einmal, in welchen Situationen sich Toleranz, Mitgefühl und Selbstmitgefühl in deinem Leben manifestiert und dir geholfen haben.

Farben und Formen – Herzchakra

Auch das Herzchakra hat seine ganz eigene Schwingung und damit auch seine eigene Farbe. Beim Herzchakra ist es ein leuchtendes Smaragdgrün.

Was bedeutet die Farbe Grün für mich persönlich? An was muss ich bei ihr denken?

Grün – ein mittleres Laub- oder Smaragdgrün, nicht Giftgrün! – wirkt auf die meisten Menschen beruhigend und besänftigend. Mit Grün verbinden wir die pflanzliche Natur, aber auch das vitale, gute Leben, Zufriedenheit, Glück und Hoffnung. Grün gilt auch als die Farbe der Heiler und wirkt den Geistesgiften Gier, Wut und Verwirrung (oder Unwissenheit) entgegen.

Das Herzchakra hat wie jedes Chakra auch ein bestimmtes Symbol. Hier handelt es sich um ein doppeltes Dreieck – eines weist mit der Spitze nach unten, eines nach oben. Dieses Symbol spiegelt die zentrale Bedeutung des Herzchakras wider, das die unteren, »materiellen«, und die oberen, »spirituellen« Chakras miteinander verbindet und zwischen ihnen vermittelt.

Was ist in meinem Leben durch Liebe, Toleranz und Güte geprägt?

Das Herzchakra-Mandala

Schalte dein Denken im Kopf aus und schalte dein »Herzdenken« an – indem du das Mandala einfärbst, so wie es dir intuitiv richtig erscheint. Du kannst natürlich nichts falsch machen – das Mandala-Ausmalen ist eine sanfte Meditation, die dir dabei hilft, dich mit dem Chakra zu verbinden und alte Verletzungen zu heilen. Am besten verwendest du Grüntöne, doch falls es dir deine Intuition nahelegt, kannst du natürlich auch andere Farben ausprobieren.

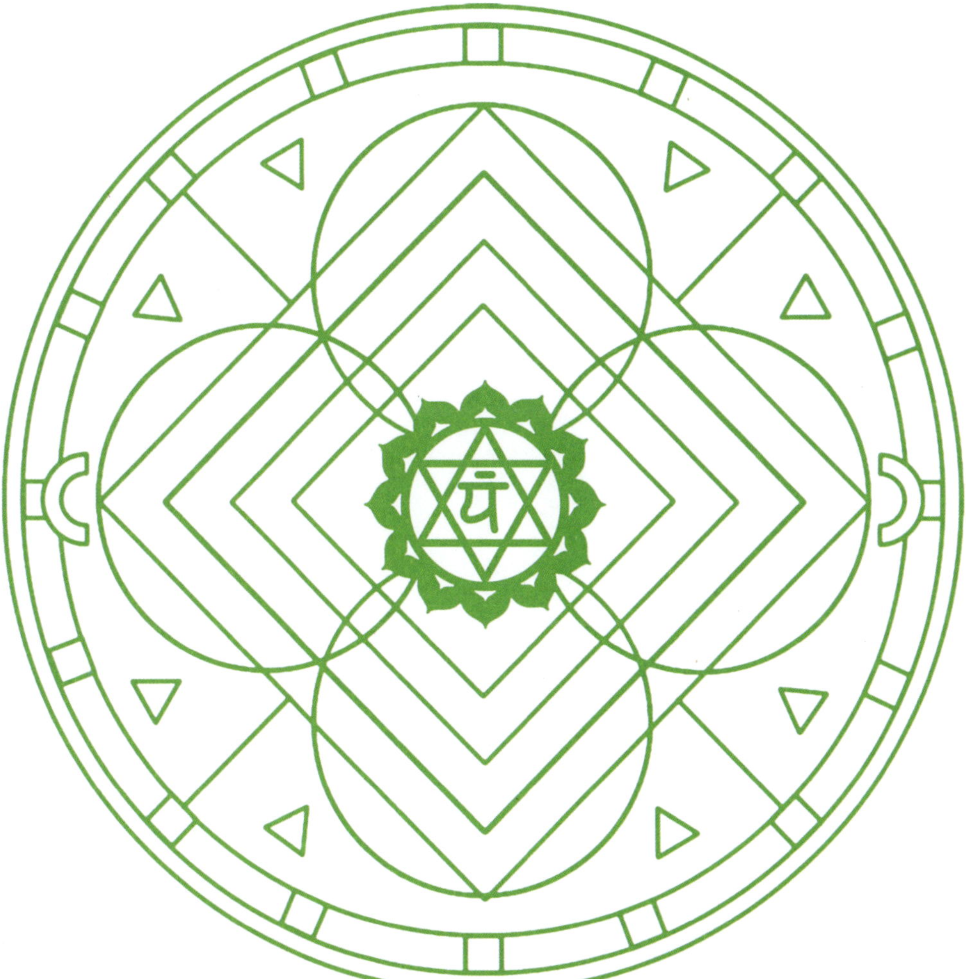

Die Macht des Mitgefühls

Der wohl wichtigste Aspekt des Herzchakras ist die Kraft des Mitgefühls. Mitgefühl ist nicht ohne Eigennutz: Die wirksamste Art, sich etwas Gutes zu tun und inneren Frieden zu finden, ist das Kultivieren des Mitgefühls! Indem wir unser Denken und Fühlen vom Ich abwenden und anderen zuwenden, fallen die schwersten Probleme, die unser unruhiger Geist erzeugt, weg. Mitgefühl befreit. Wichtig ist dabei aber, den Unterschied zwischen Mit*leid* und Mit*gefühl* zu verstehen. Mitleid verdoppelt das Leid, indem das Leiden eines anderen Wesens übernommen wird, ohne dessen Leiden zu lindern. Mitleid bleibt immer nur beim Ich: »*Ich* fühle mich schrecklich, wenn ich das Leiden sehe.« Mitgefühl hingegen wendet die Aufmerksamkeit vom Ich ab und ist beim Du – das schafft inneren Frieden beim Mitfühlenden und ermöglicht wirkliche, materielle oder spirituelle Hilfe. Und: Auch dich selbst solltest du, sozusagen Ich-befreit, mit Selbstmitgefühl, nicht Selbstmitleid betrachten und dich mit bedingungsloser Liebe annehmen. Ohne Selbstmitgefühl ist echtes Mitgefühl nicht möglich!

Wie fühlt es sich an, wenn ich an andere Menschen denke?

Wie fühlt es sich an, mich selbst wie einen anderen liebevoll und voller Mitgefühl anzunehmen?

Die Wurzel des Hasses heilen

Das Unvermögen, sich in andere Wesen einzufühlen, führt zu Ablehnung und gelegentlich zu Hass. Was man nicht verstehen kann, macht Angst. Und was Angst macht, wird bekämpft. Das gilt übrigens auch für den eigenen Geist: Wenn du dich nicht richtig spüren kannst, wenn du dich nicht verstehst, wenn du Dinge tust, die du »eigentlich« nicht willst, verursacht das innere Unruhe, die entweder verdrängt wird und im Unterbewusstsein schwelt, oder zu Selbstverachtung oder gar Selbsthass führt. Oft ist »Hass« ein zu starkes Wort – aber viele Menschen sind zumindest unzufrieden mit sich selbst, haben viel an sich zu kritisieren und keinerlei Selbstmitgefühl. Und bei jenen, die dauernd darüber reden, wie großartig und perfekt sie sind, ist es kaum anders: Die Worte sollen die tiefer liegenden Gefühle der Unzulänglichkeit übertönen. Das führt meist zu Depressionen, Burn-out oder immer stärkerer Gier.

Die Wurzel des Hasses ist also der Mangel an Selbstmitgefühl und Selbstliebe. Sei dir selbst der beste Freund, nimm dich bedingungslos an und stehe dir selbst bei – das ist der beste Weg zur Befreiung und zum Öffnen des Herzchakras.

Gedankenexperiment: Wunscherfüllung für andere

Stelle dir vor, du dürftest beliebig viele Wünsche erfüllen – aber nicht für dich, sondern ausschließlich für andere. Wie fühlt sich das an? Was würdest du tun? Bleibe wenigsten fünf Minuten bei der Übung. Notiere dann deine Erfahrungen:

Gesundheit und das Herzchakra

Auch wenn das Herzchakra natürlich kein stoffliches Organ ist und nicht mit dem Herzmuskel verwechselt werden sollte, hat es doch großen Einfluss auf einige wichtige Organe und das fein abgestimmte Zusammenspiel zwischen den körperlichen Abläufen.

Das Herzchakra betrifft vor allem:

- Herz
- Lunge
- Immunsystem
- Haut

Krankheiten, die durch ein blockiertes Herzchakra gefördert, ausgelöst oder aufrechterhalten werden:

- Herz-Kreislauf-Krankheiten
- Lungenkrankheiten
- Allergien
- Rheumatische Beschwerden

Wie steht es um meine Gesundheit?

Sieh einmal genau hin, ob eines der oben genannten gesundheitlichen Probleme für das Herzchakra auf dich zutrifft – falls ja: Arbeite das Kapitel Herzchakra besonders intensiv durch. Welche Probleme kannst du wahrnehmen?

Die Quelle der Güte

Die liebevolle Güte ist eine Kraft, die im Herzchakra zu Hause ist. Wenn wir nicht lieben können, sind wir irgendwann verletzt worden – und haben Angst davor, unser Herz zu öffnen. Wenn wir aber unser Herz nicht öffnen und die Kraft des Mitgefühls, der liebevollen Güte, nicht entwickeln, wird es auch schwer, Liebe und Güte zu empfangen. Um den Teufelskreis zu durchbrechen, ist es wichtig, das Herzchakra zu heilen, die Quelle von Güte und Mitgefühl.

Was empfindest du bei der folgenden Aussage?

Ich habe Mitgefühl mit den Menschen – wie auch mit mir selbst.

Das Mitgefühl blockierende Glaubenssätze

Manche Menschen haben einen »blockierenden Glaubenssatz«, der wirklich fatal ist: »Mitgefühl nutzt nur anderen und macht es ihnen leichter, mich auszunutzen.« Das hindert sie dann daran, die Kraft des Mitgefühls und inneren Frieden zu finden. Und sie haben auch kein Mitgefühl mit sich selbst, höchstens Selbstmitleid. Was sind deine persönlichen Glaubenssätze, die es dir schwer machen, allen Wesen und auch dir selbst gegenüber Mitgefühl zu empfinden?

Meine Glaubenssätze:

7 Dinge für 7 Tage – Herzchakra

Hier kommen sieben Kurzübungen, Gedankenspiele, Inspirationen und Tipps, um dein Herzchakra zu harmonisieren. Bleibe möglichst sieben Tage dabei: Dann wirst du bereits spüren können, wie dein Herz freier und offener wird, und eine Ahnung davon bekommen, wie wunderbar sich innerer Frieden anfühlt.

1. Beginne jeden Morgen mit einem Dank an die Gottheit oder das Universum: Finde mindestens drei Dinge, für die du dankbar bist.

2. Rufe dir mindestens einmal am Tag die Menschen, die dir am nächsten stehen, ins Gedächtnis und bedanke dich in Gedanken bei ihnen.

3. Achte auf die Freundlichkeit und Herzlichkeit bei allen Begegnungen. Achte insbesondere auf deine Worte. Lass sie liebevoll und verständnisvoll sein.

4. Dusche einmal täglich, wenigstens kurz, kalt – und dann lache eine Minute. Möglichst aus ganzem Herzen; und wenn dir nicht nach Lachen zumute ist, lache trotzdem. Eine Minute lang.

5. Bring möglichst viel Grün in deine Umgebung: Stelle grüne Pflanzen in deine Räume, wähle Kleidung mit Grüntönen oder platziere ein Bild in Grüntönen, beispielsweise das Mandala, das du ausgemalt hast.

6. Höre energiegeladene, freudige Musik, die das Herz berührt – viele Werke von Mozart, Haydn, Bach oder indische Ragas regen das Herzchakra an, sich zu entfalten.

7. Beende jeden Tag mit einem Dank an die Gottheit oder ans Universum. Finde mindestens drei Dinge, für die du an diesem Tag dankbar sein kannst.

Wochenprotokoll Herzchakra– Was hat mir wann gutgetan?

Tag 1

Tag 2

Tag 3

Tag 4

Tag 5

Tag 6

Tag 7

Die Herzchakra-Energiemassage

Eine Herzchakra-Energiemassage trägt viel dazu bei, das Anahata-Chakra zu heilen und es in Harmonie mit den anderen Chakras zu entwickeln. Wenn du spürst, dass du Schwierigkeiten mit deiner spirituellen Liebesfähigkeit, mit Mitgefühl und Selbstmitgefühl, mit Verbundenheit oder Einsamkeit hast, ist eine Herzchakra-Energiemassage besonders wertvoll.

Lege dich für die Energiemassage entspannt auf den Rücken und schließe die Augen. Reibe die Handflächen zunächst einige Male kräftig aneinander – das regt die Handchakras an und verstärkt die Wirkung.

Atme ein paarmal ganz bewusst ein und aus. Achte jetzt nur auf den Atemfluss. Vielleicht spürst du schon jetzt deutlich, wie die Energie in deinen Händen fließt. Das Prana beginnt, die Handchakras zu aktivieren.

Lege nun deine rechte Hand auf die Brustmitte. Die linke Hand legst du dann über die rechte. Die Daumenkuppen berühren sich und weisen auf die Kehlgrube; die Spitzen der anderen Finger weisen zu den Schultern.

Spüre, wie du beim Einatmen Prana, die Lebensenergie, aufnimmst und wie diese Kraft dein Herz durchdringt.

Wenn du nun, ganz langsam, ausatmest, lenkst du die Energie direkt in das Herzchakra. Stelle dir dabei vor, wie ein grünes strahlendes Licht aus deinen Händen in dein Herzchakra strömt.

Atme auf diese Weise siebenmal tief und langsam ein und aus.

Bei jedem Ausatmen visualisierst und spürst du immer wieder, wie grüne, warme, Liebe und Verbundenheit tragende Strahlen aus deinen Händen in die ganze Brust strömen, sich im Herzchakra konzentrieren und schließlich deinen ganzen Körper durchdringen und über ihn hinausstrahlen.

Nach den sieben Atemzügen legst du die Hände wieder auf den Boden.

Spüre den Wirkungen noch eine Weile nach und genieße das Gefühl.

Hat sich etwas verändert? Fühlt sich dein Herzbereich wärmer und freier an? Spürst du eine Veränderung deiner Gefühle? Fühlst du dich verbundener, liebevoller und erkennst du die Bedeutung von Mitgefühl und Selbstmitgefühl?

Schreibe deine Erfahrungen mit der Chakra-Massage auf:

Das Herzchakra-Mantra

Das Mantra für dein Herzchakra kannst du gleich nach der Aktivierung durch die Herzchakra-Energiemassage einsetzen – chante (singe) die Silbe auf einem Ton oder gib ihr eine kleine Melodie – das Ziel ist, eine leichte Trance zu erzeugen, die das Herzchakra anspricht und berührt. Wiederhole nur die eine Silbe. Immer wieder.

Die Silbe für das Herzchakra ist YAM (gesprochen: Jaam).

Meine Empfindungen beim Mantra-Chanten:

Das Herzchakra-Yoga-Programm

1. Entspannung und Aufwärmübungen

Du beginnst wieder damit, dass du die Entspannung und die Aufwärmübungen von Seite 32 durchführst:

- Rückenrollen
- Pferderücken – Katzenbuckel
- Nackendehnung
- Beckenkreisen

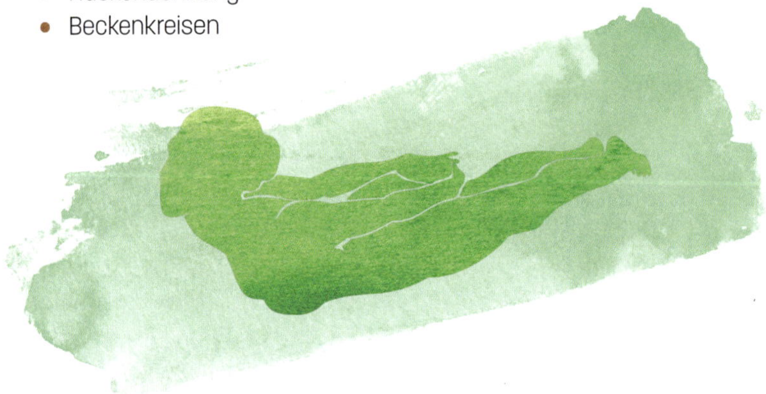

2. Kobra-Variation

Lege dich auf den Bauch. Deine Stirn berührt den Boden, die Arme liegen seitlich neben dem Körper, und die Handflächen zeigen nach oben. Atme einige Male entspannt durch.

Führe dann die Hände hinter den Rücken und verschränke sie über dem Gesäß.

Mit dem nächsten Einatmen hebst du Kopf und Brustbein leicht vom Boden ab und ziehst die Schultern etwas nach hinten, sodass sich der Brustkorb dehnt.

Atme in dieser Haltung dreimal tief durch und richte deine Achtsamkeit ganz auf dein Herzchakra. Dann legst du Kopf und Arme wieder entspannt auf dem Boden ab.

Entspanne dich kurz und wiederhole die Übung siebenmal.

3. Dreieck

Du stehst aufrecht und entspannt, und deine Beine sind leicht gegrätscht. Wende nun den linken Fuß nach links. Hebe den rechten Arm seitlich gestreckt nach oben, bis dein Oberarm dein rechtes Ohr berührt. Deine linke Hand liegt auf der Außenseite des linken Oberschenkels.

Aus dieser Stellung beugst du nun den Oberkörper langsam aus der Hüfte nach links – dein Blick folgt dabei der rechten Hand. Dehne den Oberkörper so weit nach links, bis die Finger der linken Hand auf Höhe des linken Knies liegen. Wenn du sehr flexibel bist, kannst du natürlich mit der linken Hand noch weiter nach unten, auf den Unterschenkel oder sogar auf den Fußknöchel gleiten.

Bleibe fünf Atemzüge in der Endstellung und atme dabei möglichst tief. Um wieder in die Mittelstellung zurückzukommen, hebst du den rechten Arm zunächst so weit, bis er senkrecht nach oben gestreckt ist. Anschließend richtest du den Oberkörper langsam wieder auf und drehst den linken Fuß wieder nach vorne.

Lass deine Arme sinken, entspann dich kurz und führe die Übung dann auch in die andere Richtung aus.

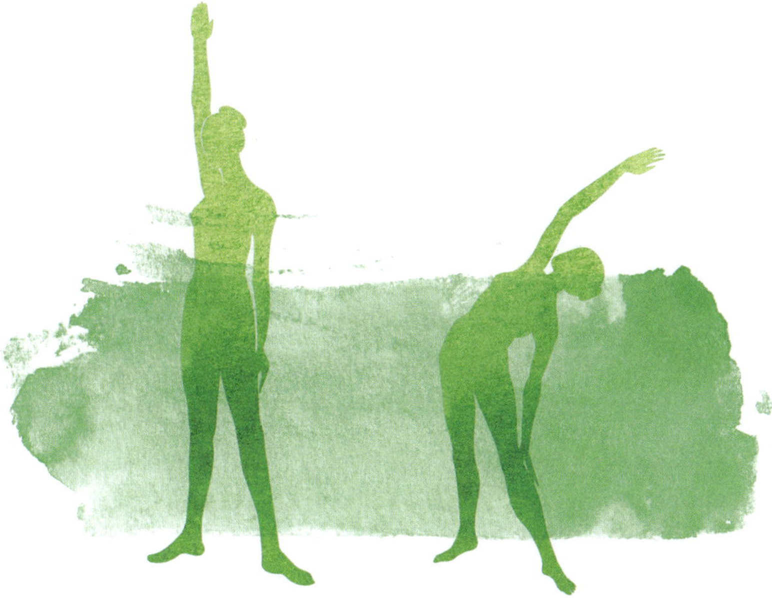

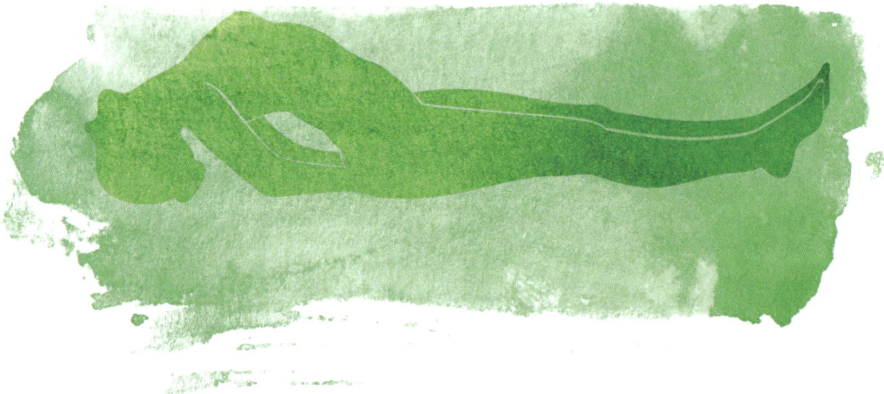

4. Fischstellung

Lege dich auf den Rücken – die Beine sind dabei ausgestreckt und geschlossen. Hebe deinen Po etwas vom Boden ab und schiebe die Hände mit den Handflächen nach unten unter die Oberschenkel.

Dehne jetzt deinen Brustkorb, indem du Druck auf die Ellbogen ausübst, den Nacken nach hinten beugst und die Brust nach außen wölbst. Versuche, deine Ellbogen unter dem Rücken möglichst nah zusammenzubringen.

In der Endstellung ruht das Gewicht des Oberkörpers auf Ellbogen und Kopf. Atme in dieser Stellung dreimal tief in die Brust hinein.

Mit einem Ausatmen lässt du zunächst den Kopf wieder langsam und sanft zu Boden sinken, atmest ein paar Mal tief durch und entspannst dich.

Wiederhole die Übung dreimal.

Zum Abschluss legst du den Kopf wieder auf dem Boden ab, löst die Arme und legst sie seitlich neben den Körper.

Bleib dann noch kurz entspannt liegen, um der Wirkung der Übung nachzuspüren.

5. Das Herz öffnen

Die Atemübung für das Herzchakra wird mit einer bestimmten Armbewegung verbunden.

Du stehst aufrecht. Die Beine sind weit gegrätscht und die Füße leicht nach außen gedreht. Nachdem du ein paar Mal entspannt durchgeatmet hast, atmest du tief aus.

Mit der nächsten Einatmung hebst du beide Arme. Zunächst hebst du sie senkrecht vor den Körper; die Hände sind dabei ausgestreckt und einander zugewandt. Während du ohne Unterbrechung weiter einatmest, bringst du die Hände weit zur Seite und dehnst die Brust. Gleichzeitig hebst du den Kopf ein wenig und wendest den Blick nach oben.

Halte den Atem in dieser Endstellung sieben Sekunden lang an.

Atme dann langsam aus – während du gleichzeitig deine Arme seitlich sinken lässt und den Kopf wieder in die neutrale Haltung zurückbringst.

Wiederhole diesen Zyklus insgesamt fünfmal und achte darauf, die Armbewegung fließend mit der Einatmung zu verbinden.

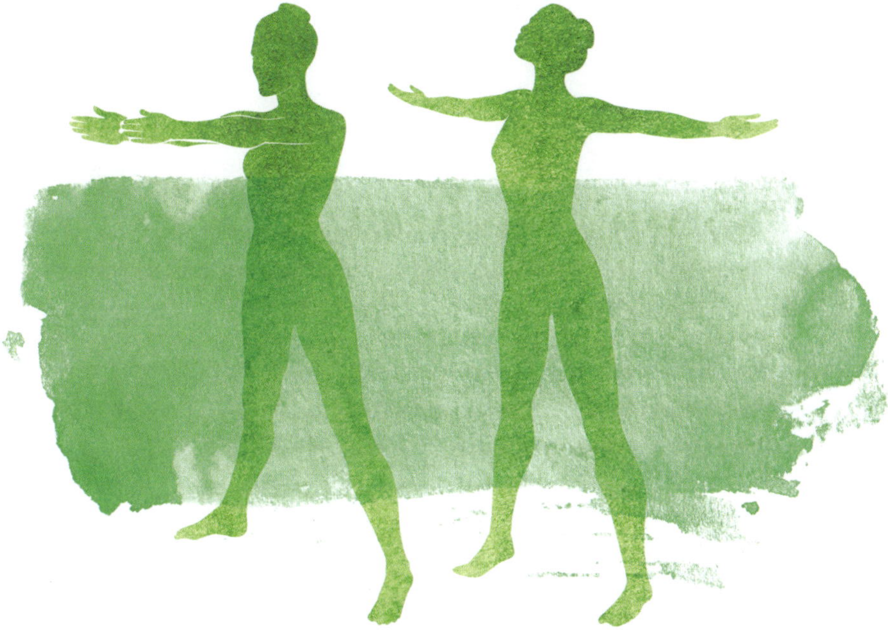

6. Herzchakra-Meditation

Du sitzt in einer stabilen Haltung, aufrecht, aber entspannt.

Schließe die Augen und lenke deine Achtsamkeit auf das Herzchakra. Mach dir bewusst, dass dieses Energiezentrum dich mit der Kraft der Liebe verbindet und dir hilft, Offenheit und Mitgefühl zu entwickeln.

Die Mudra für das Herzchakra unterscheidet sich bei Frauen und Männern. Bei Frauen berühren sich Daumen und Ringfinger der linken Hand und Daumen und Mittelfinger der rechten – bei Männern ist es umgekehrt. Durch dieses Mudra wird ein Energiekreislauf geschlossen, der das Herzchakra anregt. Die Handrücken liegen entspannt auf den Knien.

Atme tief ein und sprich siebenmal leise und weich das Mantra »YAM«. Verteile die sieben »YAM« wie sieben Glockenschläge gleichmäßig über das Ausatmen, sodass du das letzte »YAM« mit dem letzten Rest deiner Atemluft aussprichst.

Atme dann wieder langsam ein und wiederhole das Ganze siebenmal. Richte deine Achtsamkeit während der gesamten Meditation auf das Herzchakra.

7. Schlussentspannung

Lege dich zum Abschluss hin, um das Herzchakra-Yoga-Programm mit einer tiefen Entspannung zu beenden. Dabei gehst du vor, wie bei der Anfangsentspannung und spannst nacheinander alle Muskeln an, um sie anschließend wieder zu entspannen.

Ist dein ganzer Körper locker und gelöst, gehst du noch tiefer in die Entspannung. Setze deine Vorstellungskraft ein, um das Herzchakra noch ein wenig mehr anzuregen und den Energiefluss in der Brust zu harmonisieren.

Visualisiere einen grünen Lichtwirbel in der Brustmitte. Mit jedem Atemzug wird der Wirbel ein wenig größer, bis er den ganzen Brustraum mit grünen, heilenden Strahlen erfüllt und schließlich auch über die Körpergrenzen hinausdringt und sich immer weiter verbreitet.

Beende die Tiefenentspannung langsam und behutsam. Löse dich von den inneren Bildern und spüre bewusst die Schwere des Körpers. Vertiefe deinen Atem allmählich und strecke die Arme langsam nach oben. Räkle und dehne den ganzen Körper, bevor du die Augen wieder öffnest und das Yoga-Programm beendest.

Meine Erfahrungen mit den Yoga-Übungen für das Herzchakra:

Was ist mir schwergefallen?

Was hat sich beim Üben an körperlichen Empfindungen verändert?

Was hat sich beim Üben an seelischen Empfindungen verändert

Welche sonstigen Erfahrungen hatte ich bei den Übungen

Die Lebensaufgaben des Herzchakras

Wie jedes Chakra, so stellt dir auch das Herzchakra »Aufgaben«, an denen du wachsen kannst. Wenn es blockiert ist, macht es dich darauf aufmerksam, wo du dich weiterentwickeln kannst und zeigt dir dein Potenzial. Nachdem du nun schon viel über dein Herzchakra weißt, kannst du einmal erforschen, was für Aufgaben und Möglichkeiten du in diesem Bereich hast – und wo es besonders wichtig ist, Heilung zu erfahren.

Mitgefühl und Toleranz: Meine Stärken, meine Schwächen

Ziehe Bilanz. Sei ganz ehrlich zu dir selbst. Was du schreibst, ist ganz für dich allein. Du hast keinen Nutzen, dich selbst zu täuschen – das führt nur zu Enttäuschungen. Sieh dir deine Schwächen an – aber ganz genauso deine Stärken. Sieh dich an, wie ein guter Freund, ja, wie dein bester Freund, der dich kennt wie kein anderer und der die Möglichkeit hat, dich ganz und gar zu verstehen.

Meine Stärken	*Meine Schwächen*

Ich liebe – Meine Aufgaben

Das Herzchakra ist das »Ich liebe«-Chakra. Nach allem, was du bisher erfahren hast: Wohin fließt deine Liebe? Was ist deine Aufgabe im Bereich des Mitgefühls, der Mitmenschlichkeit und der Selbstliebe?

Meine Ziele für das Herzchakra

Du hast dir deine Stärken und Schwächen klargemacht und über deine Herzchakra-Lebensaufgabe nachgedacht. Was sind deine Ziele?

In einem Satz …

Kannst du das, was du aus diesem Kapitel mitnehmen konntest, in einen Satz fassen?

Affirmationen für das Herzchakra

Die folgenden Mantras oder Affirmationen kannst du bei der Meditation einsetzen oder sie im Alltag als »Rettungsanker« oder »Powersatz« verwenden. Wann immer du eine solche Affirmation aussprichst, tu es immer mindestens dreimal – und richte deine Achtsamkeit dabei auf dein Herzchakra.

Ich öffne mein Herz,
um Liebe zu geben und zu empfangen.

Ich nehme mich selbst -
so wie ich bin - liebevoll an.

Ich gebe und empfange mit offenem Herzen
und verbinde mich so mit allen Wesen.

und/oder meine persönlichen Affirmationen:

Was ich aus dem Herzchakra-Kapitel mitnehme

Bei den vielen verschiedenen Impulsen, die dir dieses Kapitel vermittelt hat, gab es bestimmt ein paar Dinge, die dich wirklich angesprochen und weitergebracht haben. Hier hast du nun Platz, um die wichtigsten Dinge noch einmal zusammenzufassen.

Halschakra

Ich kommuniziere

Vishuddha-Chakra

वशिुद्ध चक्

Fünftes Chakra

Kehlchakra

Inspiration, Kommunikation, Wahrheit

Das Halschakra liegt auf der Höhe des Kehlkopfes, nahe der Halswirbelsäule. Es ist das erste der drei Chakras, die oberhalb des Herzchakras liegen und die für wichtige Themen wie Sprache, Wahrnehmen, Erkennen und Weisheit stehen.

Vishuddha Chakra bedeutet so viel wie »Rad der Reinheit« – dass *chakra* »Rad« bedeutet, weißt du ja schon; und *vishuddha* heißt »Reinheit«. Das kommt daher, dass das Wahrheitsbewusstsein, das in diesem Chakra ruht, das Bewusstsein als Ganzes reinigt und Klarheit entstehen lässt.

Dieses Energiezentrum ist von großer Bedeutung; vor allem für die Kommunikation, die einen Großteil des menschlichen Miteinanders ausmacht.

Lage
Kehlkopf

Farbe
Hellblau

Element
Äther

Symbol
Kreis

Themen
Kommunikation, Wortbewusstsein, Inspiration, Wahrheit, mentale Kraft, Fähigkeit zu verbinden, Musikalität

Kernsatz
Meine Stimme hat Macht.

Das »Ich teile mich mit«-Chakra

Das Halschakra spielt eine große Rolle in deinem Alltag. Über das Halschakra verbinden wir uns mit unseren Mitmenschen, teilen unsere Gedanken und Gefühle mit anderen und bringen dadurch unser Ich nach außen. Indem du dein Halschakra aktivierst und heilst, verbindest du dich mit der Welt außerhalb.

Wenn das Halschakra gesund und in Harmonie ist

Wenn dein Halschakra in Harmonie mit den anderen Chakras ist und auch keine Blockaden aufweist, bist du sicher ein Mensch, der sich in Gesellschaft wohlfühlt und keine Schwierigkeiten damit hat, sich mit anderen auszutauschen und neue Menschen kennenzulernen. Wahrheit ist für dich ein sehr wichtiger Wert, und du versuchst stets, offen und ehrlich zu sein. Du bist eher selten von Einsamkeit und dem Gefühl der Isolation betroffen – denn du verbindest dich ganz natürlich mit anderen; deine Intuition zeigt dir den richtigen Weg. Eine gute Kommunikation mit anderen Menschen ist die Grundlage für ein gesundes spirituelles Wachstum und den Erfolg in deinem Leben. Du kannst mit deinen Worten viel bewegen in der Welt.

Wie fühle ich mich?

Wenn du über die positiven Wirkungen des Halschakras liest – kannst du dich darin wiederfinden? Oder motiviert es dich, bestimmte Träume zu verwirklichen? Schreibe auf, was dir spontan in den Sinn kommt.

Wie sich Blockaden im Halschakra zeigen

Bei vielen Menschen ist das Halschakra gut entwickelt; immerhin spielt Kommunikation in unserer Welt ja eine zentrale Rolle. Ebenso viele Menschen leiden allerdings auch unter Blockaden im Halschakra: Es fällt ihnen schwer, mit anderen zu kommunizieren oder neue Freunde zu finden. Und da auch die innere Kommunikation oft gestört ist, haben sie zudem Probleme sich selbst zu erkennen und zu verwirklichen. Wenn das Halschakra schwach ist, ist in der Regel auch die Beziehung zur Wahrheit gespalten, und es besteht keine wirkliche innere Klarheit.

Welche Blockaden kann ich spüren?

Kannst du Blockaden des Halschakras finden, die auf dich zutreffen?

Wie fühlt sich mein Halschakra an?

Setze dich hin, schließe die Augen und komm ein wenig zur Ruhe. Lege deine Hände sanft um den Hals (die Finger weisen nach hinten) und spüre genau hin. Was nimmst du wahr?

Die Verbindung zwischen Innen und Außen

Ich stelle dir nachher ein kurzes und effektives Chakra-Yoga-Programm für das Halschakra vor – hier folgt aber zunächst eine Übung, die ganz besonders wichtig für das Halschakra ist: die sitzende Katze-Kuh-Stellung, indisch *marjaryasana*.

Du beginnst die Stellung im Sitzen und mit hinter dem Nacken verschränkten Händen. Atme dreimal tief ein und aus.

Mit dem nächsten Ausatmen bringst du die Ellbogen möglichst weit nach hinten und hebst das Kinn gegen den Druck der Hände ein wenig an.

Atme tief ein und halte die Stellung.

Dann, wieder ausatmend, führst du die Ellbogen nach vorn, machst den oberen Rücken rund und führst das Kinn zur Brust.

Atme in dieser Position wieder tief ein. Wiederhole den Wechsel fünfmal.

Diese Übung öffnet das Halschakra und ist ideal, um das Chakra durchlässiger für die universelle Lebensenergie Prana zu machen.

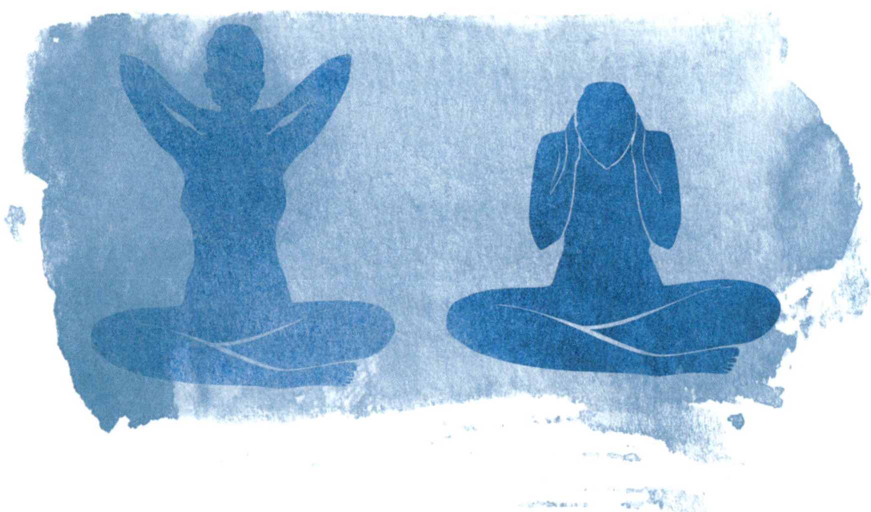

Was spüre ich?

Vielleicht merkst du bei dieser Übung, dass der obere Rücken und der Hals wenig flexibel sind. Das heißt aber auch, dass der Fluss der Energie in dem Bereich eingeschränkt ist. Beobachte achtsam, wie sich durch die Übung dein Kehlbereich öffnet und notiere deine Erfahrungen mit der Übung.

Tipps zur Stellung

Das Ziel der Übung besteht darin, den oberen Rücken, Nacken und Kehle durchlässiger und freier zu machen. Bei der Übung solltest du auf keinen Fall Kraft einsetzen und keinen starken Druck auf den Nacken ausüben – wenn du den Nacken überstreckst, führt das erst recht zu Blockaden.

Führe die Übung völlig entspannt durch. Achte darauf, wo du Widerstand spürst – nimm das aber nur wahr und versuche nicht, mit aller Gewalt den Kopf nach hinten oder vorne zu bringen. Achte nur genau darauf, wo Spannungen auftreten. Dehne nicht weiter als bis zu diesem Punkt und versuche, ob du die Spannungen vielleicht loslassen kannst.

Gerade wenn du Blockaden im Halschakra hast, ist es wichtig, die Geduld zu bewahren und nicht mit Kraft vorzugehen – jedes Mal, wenn du übst, öffnest du dein Halschakra ein klein wenig mehr, ohne dich dabei großartig anzustrengen.

Fantasiereise: Die Reise zur Klarheit

Bist du bereit, eine Reise mit dem Fantasie-Ballon in dein Unterbewusstsein anzutreten? Deine Fantasie kann dich überall hinbringen – und das völlig kostenlos und ohne jegliche Gefahren. Was eine Fantasiereise spannend macht, ist, dass deine Vorstellungskraft nicht nur das hervorzaubern kann, was du dir ausdenkst, sondern auch Dinge, die tief in deinem Unterbewusstsein schlummern.

Eigentlich kann deine Fantasie alles. Sich ohne jeglichen Wegweiser auf den Weg zu machen, erfordert jedoch Überwindung und führt manchmal auf Irr- und Umwege. Ein bisschen leichter wird es mit einem kleinen Wegweiser, einem kurzen Text, den du natürlich nicht auswendig lernen musst. Die Einzelheiten wird deine Fantasie für dich ergänzen. Du kannst verreisen, solange du magst – ob zehn Minuten oder eine ganze Stunde …

Vor dir liegt ein Bergsee. Das Wasser ist unfassbar klar, und du blickst in die geheimnisvolle Tiefe. Deine innere Weisheit sagt dir, dass du am Grunde des Sees die Quelle der Wahrheit finden wirst. Du zögerst, bis dir klar wird, dass für dich das Wasser nicht kalt ist und du unter Wasser atmen kannst. Lachend springst du in den See und tauchst in die Tiefe. Dir begegnen lichte Wesen, die dir auf deinem Weg weiterhelfen. Tauche immer weiter in die Tiefe und sieh, welche Wahrheiten du dort neugierig erkunden kannst.

Meine Erfahrungen und Gefühle bei der Fantasiereise:

Meine Halschakra-Geschichte

Vielleicht hast du schon gute Erfahrungen mit der Fantasiereise in die Tiefe des Sees gemacht? Wenn du daran Freude hattest, heile und nähre dein Halschakra noch ein wenig mehr mithilfe deiner Fantasie: Schreibe dazu eine kurze Geschichte, die sich auf Wahrheit, Klarheit und Kommunikation bezieht. Denk nicht viel nach. Gib auch nicht dem Drang nach, unbedingt schön, logisch oder auch nur verständlich zu schreiben. Lege einfach los ...

Blockaden des Halschakras spüren

Du spürst es, wenn dein Halschakra blockiert oder geschwächt ist. Selbst dann, wenn du in diesem Buch zum ersten Mal von Chakras gehört hast. Blockaden im Vishuddha-Chakra zeigen sich meist anhand von Problemen im Umgang mit Menschen; und auch im Umgang mit sich selbst.

Wie sieht es bei dir aus? Spüre einmal nach, welche Reaktionen die folgenden Aussagen bei dir auslösen.

Ich spreche gern mit Menschen, und man hört mir gern zu.

Ich bin ein guter Zuhörer.

Ich habe einen guten Kontakt mit meinem inneren Selbst.

Vielleicht fällt es dir schwer, mit anderen Menschen in Verbindung zu treten? Du verstehst auch nicht recht, was in dir selbst vorgeht? Sieh einmal wertungsfrei hin: Schau den Tatsachen ins Auge. Nimm einfach wahr, wie es ist. Im Laufe dieses Buches wird sich noch viel ändern. Im Moment ist es erst einmal nur wichtig, dass du dich selbst akzeptierst, wie du bist – damit du wachsen kannst.

Blockaden im Halschakra auflösen

Die Ursachen von Blockaden im Halschakra reichen, wie die meisten Schwierigkeiten, oft weit zurück im Leben. Wer den Wert der Wahrheit nicht erfahren hat, wem seine Stimme genommen wurde, statt ihr Raum zu geben, der wird nicht ohne Weiteres zum wahrheitsliebenden Kommunikator.

Doch im Laufe der spirituellen Entwicklung wächst das Bedürfnis nach Aufrichtigkeit – sei es im Gespräch mit anderen oder mit sich selbst. Vergiss nicht, dass es nie zu spät ist, das Halschakra zu heilen und zu befreien.

Alles, was du in diesem Kapitel tust, trägt dazu bei.

Hier ein paar konkrete Dinge, die du tun kannst:

- Gönne dir ein heißes Kopfdampfbad mit einigen Tropfen Pfefferminzöl. Das reinigt das Halschakra.
- Singe, auch wenn du glaubst, nicht singen zu können.
- Richte deine Achtsamkeit auf die Kraft deiner Worte. Sei freundlich.
- Sei achtsam bei dem, was du sagst – und höre anderen zu, ohne sie zu unterbrechen.

Meine Erfahrung: Was funktioniert für mich?

Überlege einmal, in welchen Situationen sich Worte besonders stark und positiv auf dein Leben ausgewirkt haben.

Farben und Formen – Halschakra

Die Farben, die den Chakras zugeordnet sind, sind nicht beliebig. Jede Farbe bringt eine andere Energie mit sich. Beim Halschakra ist es die Farbe Himmelblau.

Was bedeutet die Farbe Himmelblau für mich persönlich? An was muss ich bei ihr denken?

Himmelblau ist eine Farbe, die vielen Menschen Heiterkeit und Leichtigkeit vermittelt. Sie steht auch für einige andere positive Dinge: für Harmonie, Freundlichkeit, Freundschaft, Treue, Stille, Wahrheit ... Das Halschakra setzt all diese Kräfte frei, indem es zwischen Herz und Kopf vermittelt. Auch dieses Verbinden ist charakteristisch für das Kommunikations-Chakra. Mit Worten, mit Musik, ja mit jeder Form der Kommunikation kann die Welt zum Guten verändert werden – Kommunikation ist es, was dein Inneres mit dem Außen verbindet.

Das Symbol des Halschakras ist der Kreis, das Symbol der Einheit ohne Anfang und Ende, die vollkommene Harmonie und die Wahrheit.

Was läuft in meinem Leben »rund« und harmonisch?

Das Halschakra-Mandala

Das Mandala für das Halschakra bietet dir die Möglichkeit, dieses Chakra auf eine ganz andere Art und Weise zu erfassen.

Diese Form der Meditation verbindet dich mit der Energie dieses Chakras, und es ist gut möglich, dass sich dir dabei tiefe Einsichten offenbaren, die du schon lange in dir getragen hast, jedoch nie in Worte fassen konntest. Am besten verwendest du zum Ausmalen dieses Mandalas helle Blautöne –wichtiger ist jedoch, dass du deiner Intuition folgst.

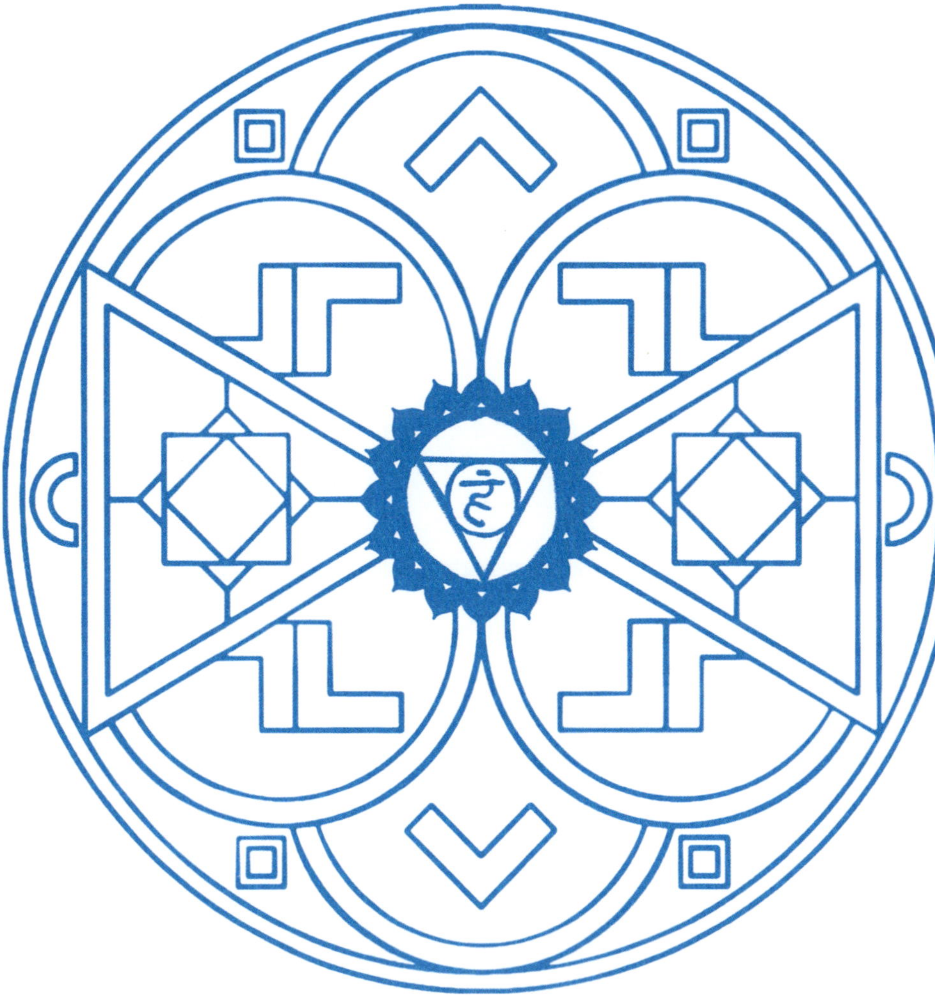

Wort und Wahrheit

Das Halschakra wird in seiner Bedeutung oft unterschätzt. Doch durch den Energiefluss dieses Chakras kannst du Verbindung zu den Gedanken, Vorstellungen und Gefühlen anderer Menschen aufnehmen. Ohne das Halschakra wärst du stumm und taub. Aber noch mehr als das: Du hättest auch nicht die Möglichkeit, körpersprachlich, durch Berührung oder Blicke zu kommunizieren. Dass du aus den Schwingungen der Luft, einer Körperhaltung oder einer Geste Bedeutungen herauslesen kannst, ist zu einem großen Teil dem Halschakra zu verdanken.

Die Kraft, die das Halschakra am wirkungsvollsten und nachhaltigsten stärkt, ist die Wahrheit. Indem du Unwahrheiten sprichst oder dich in sinnlosem Geschwätz ergehst, schwächst du die Energie innerhalb deines Halschakras. Nun weißt du ja vielleicht nicht, was die Wahrheit ist. Wer kennt schon die ganze Wahrheit? Worauf es ankommt, ist, dass man sich stets um die Wahrheit bemüht und sich selbst und andere nicht täuscht.

Was würde ich fühlen, wenn ich nicht mehr sprechen könnte?

Wie wäre es für mich, wenn ich nicht mehr hören könnte?

Die Wurzel der Unwissenheit heilen

Wenn das Halschakra geschwächt ist, kann sich das in ungesunden Reaktionen zeigen, die in Zusammenhang mit dem Geistesgift der Unwissenheit (die anderen beiden sind Hass und Gier) stehen. Unwissenheit (oder Verwirrung) hat hier nichts mit einem Mangel an akademischem Wissen zu tun – es kommt überhaupt nicht darauf an, dass du die Bhagavad Gita auswendig rezitieren oder die Relativitätstheorie gut erklären kannst. Es geht vielmehr um tieferes Wissen, ein Wissen, das im Grunde jeder in seinem Herzen trägt: das Wissen um das, was gut und was falsch ist. Fehlt dieses Wissen, manifestiert sich die Unwissenheit auf zweierlei Weise – als Lüge oder Fanatismus. Über die Lüge haben wir ja schon gesprochen: Sie schadet dem Halschakra. Doch Unwissenheit zeigt sich ebenso bei jenen, die glauben, im Besitz der Wahrheit zu sein und Wahrheit zu verkünden. Fanatiker aller Religionen, Menschen, die Kulten folgen, und Verschwörungstheoretiker gehören zu dieser Gruppe. Lass die Meinungen los, bleibe offen, höre zu und verbreite nichts, was du nicht wirklich weißt. Das ist das beste Gegenmittel für das Geistesgift der Unwissenheit.

Gedankenexperiment: Das Gegenteil glauben

Du hast sicherlich bestimmte feste Meinungen und Ansichten. Im Rahmen dieser kleinen Übung drehe diese einmal um und stelle dir vor, dass du nun das Gegenteil glaubst. Kannst du neue Einsichten daraus gewinnen? Notiere deine Erfahrungen:

Gesundheit und das Halschakra

Die Chakras sind zwar selbst keine stofflichen Organe, aber sie wirken auf unsere Organe und das fein abgestimmte Zusammenspiel zwischen allen körperlichen Abläufen, das wir »Gesundheit« nennen.

Das Halschakra betrifft vor allem:

- Schilddrüse und Nebenschilddrüse
- Hals, Nacken, Kiefer
- Gehör
- Stoffwechsel

Krankheiten, die durch ein blockiertes Halschakra gefördert, ausgelöst oder aufrechterhalten werden:

- Hyper- und Hypothyreose (Über- und Unterfunktion der Schilddrüse)
- Osteoporose
- Sprechstörungen
- Hörstörungen

Wie steht es um meine Gesundheit?

Sieh einmal genau hin, ob eines der genannten gesundheitlichen Probleme für das Halschakra auf dich zutrifft – falls ja: Arbeite das Kapitel Halschakra besonders intensiv durch. Welche Probleme kannst du wahrnehmen?

Der Ursprung der Verbundenheit

Die Verbundenheit aller Dinge ist eine Tatsache. Doch diese Verbundenheit, und zwar vor allem die Verbundenheit deines Geistes mit dem Geist eines anderen Menschen, auch zu *fühlen*, ist wichtig. Diese Fähigkeit wird durch das Halschakra vermittelt. Du kannst *wissen*, dass du mit allen anderen Menschen auf verschiedenste Art und Weise verbunden bist – doch wenn du es nicht *fühlen* kannst, solltest du an deinem Halschakra arbeiten, um es zu harmonisieren.

Was empfindest du bei der folgenden Aussage?

Ich bin mit allen Menschen verbunden.

Die Verbundenheit blockierende Glaubenssätze

Glaubenssätze können natürlich nichts an der Verbundenheit aller Dinge ändern – doch sie können dazu führen, dass die Energie deines Halschakras blockiert ist und du deine Verbundenheit nicht richtig spüren kannst. Solche Glaubenssätze sind beispielsweise: »Im Grunde kämpft jeder für sich«, »Ich habe mit anderen Menschen wenig gemeinsam«, »Man kann die Menschen nicht verstehen«.

Was sind wohl deine behindernden Glaubenssätze?

Meine Glaubenssätze:

7 Dinge für 7 Tage – Halschakra

Nun bekommst du wieder sieben Kurzübungen, Gedankenspiele, Inspirationen und Tipps, um dein Halschakra zu harmonisieren. Versuche, diese Hinweise für sieben Tage zu beherzigen: Dann wirst du bereits ziemlich viel darüber erfahren haben, was deinem Halschakra und deiner Kommunikationsfähigkeit guttut.

1. Versuche, jeden Morgen eine kleine »Rede an mich selbst« zu halten, in der du deine Gefühle, Gedanken und Pläne für den Tag darstellst.

2. Achte auf die Farbe Himmelblau in deinem Alltag und registriere, was du dabei fühlst.

3. Bringe mehr Musik in dein Leben. Höre achtsam Musik, die du sonst nicht hörst, und sei dir dabei bewusst, dass, auch wenn du diese Musik nicht magst, der Komponist sie wohl mochte. Versuche, dich in die Lage zu versetzen, das Gute in dieser Musik zu erkennen.

4. Habe den Mut die Wahrheit zu sagen – während du dir bewusst bist, dass niemand die absolute Wahrheit kennt. Sage deine Meinung, aber sei dir bewusst, dass andere Menschen ebenfalls glauben, die Wahrheit zu kennen, und entsprechende Meinungen haben.

5. Suche dir jeden Tag einen kurzen motivierenden Spruch oder ein Zitat aus – und dann versuche, den Text zu singen. Keiner erwartet, dass es schön klingt. Trau dich!

6. Höre den Menschen zu, mit denen du sprichst und formuliere nicht schon deine Worte, bevor der andere zu Ende gesprochen hat.

7. Stelle deine Wahrheiten auf den Prüfstand und frage dich, woher du weißt, was du zu wissen glaubst.

Wochenprotokoll Wurzelchakra– Was hat mir wann gutgetan?

Tag 1

Tag 2

Tag 3

Tag 4

Tag 5

Tag 6

Tag 7

Die Halschakra-Energiemassage

Die Chakra-Energiemassage für das Halschakra trägt dazu bei, das Chakra zu heilen und zu harmonisieren. Das ist insbesondere dann eine wertvolle Hilfe, wenn es dir schwer fällt, mit deinen Mitmenschen auf friedliche und produktive Art und Weise zu kommunizieren und es dir Schwierigkeiten bereitet, deine Gefühle und Gedanken klar auszudrücken.

Für die Energiemassage legst du dich erst einmal ganz entspannt hin oder sitzt in einer bequemen, stabilen Stellung. Schließe die Augen und reibe die Handflächen kräftig aneinander, bis sie sich heiß anfühlen – das regt die Handchakras an und verstärkt die Wirkung der Übung.

Atme jetzt ein paarmal ganz bewusst tief ein und aus. Achte dabei zunächst einmal nur auf den Atemfluss. Vielleicht spürst du dabei, wie die Energie in deinen Händen fließt.

Dann legst du deine Hände auf den Hals: Die Handwurzeln berühren sich dabei vor dem Kehlkopf, während die Handflächen und Finger sanft am Hals liegen.

Stelle dir nun beim Einatmen vor, wie du Prana, die Lebensenergie, durch die Atmung aufnimmst und im ganzen Körper verteilst.

Atme ganz langsam aus und lass dabei die Energie in das Halschakra fließen. Stelle dir dabei vor, wie ein himmelblauer Lichtstrahl aus deinen Händen in dein Halschakra fließt, es freier und kraftvoller macht.

Führe auf diese Weise sieben tiefe und langsame Atemzüge durch.

Bei jedem Ausatmen visualisierst du himmelblaue, befreiende Strahlen, die aus deinen Händen in deinen Halsbereich strömen und sich im Halschakra konzentrieren.

Nach den sieben Atemzügen legst du die Hände wieder auf den Boden.

Spüre der Wirkung noch eine Weile nach und genieße das Gefühl der Befreiung und Wärme.

Hat sich etwas verändert? Fühlt sich dein Halsbereich wärmer und freier an? Kannst du eine Veränderung in deinen Gefühlen wahrnehmen? Fühlst du dich offener, verbundener und kommunikativer?

Schreibe deine Erfahrungen mit der Chakra-Massage auf:

Das Halschakra-Mantra

Das Mantra für dein Halschakra ist eine hervorragende Ergänzung zu der Energiemassage, mit der du gerade das Halschakra aktiviert hast. Du chantest, wie du es ja schon kennst, die Mantra-Silbe für das Halschakra – singe dazu auf einem Ton oder mit einer kleinen Melodie. Es geht bei dieser Übung darum, eine leichte Trance zu erzeugen, die das Halschakra stimuliert. Wiederhole nur die eine Silbe. Immer wieder.

Die Silbe für das Halschakra ist HAM (gesprochen: Haam).

Meine Empfindungen beim Mantra-Chanten:

Das Halschakra-Yoga-Programm

1. Entspannung und Aufwärmübungen

Du beginnst wieder damit, dass du die Entspannung und die Aufwärmübungen von Seite 32 durchführst:

- Rückenrollen
- Pferderücken – Katzenbuckel
- Nackendehnung
- Beckenkreisen

2. Löwenstellung

Die Löwenübung reinigt das Halschakra und stärkt den Hals- und Kehlkopfbereich. Du beginnst die Übung im Fersensitz, kniest also auf dem Boden, und dein Gesäß liegt auf den Fersen auf. Wenn das deine Knie zu sehr belastet, lege ein Kissen zwischen Fersen und Po.

Lege deine Handflächen auf die Knie und konzentriere dich in dieser Haltung auf das Halschakra.

Atme tief durch die Nase ein.

Mit dem Ausatmen lehnst du dich nach vorne, spreizt die Finger, spannst die Armmuskeln, öffnest Augen und Mund so weit es geht und streckst die Zunge weit heraus. Dabei stößt du ein lautes »Löwenfauchen« aus, das so lange anhält, wie dein Atem reicht.

Dann schließt du den Mund und entspannst die Muskeln in Gesicht, Armen und Händen.

Atme einige Male durch, bevor du die Löwenstellung noch zweimal wiederholst.

3. Halbmondstellung

Du kniest auf dem Boden. Setze nun den rechten Fuß nach vorne, sodass Ober- und Unterschenkel einen rechten Winkel bilden. Verlagere dein Gewicht dann auf den vorderen, rechten Fuß. Dabei streckst du das hintere, linke Bein. Deine Arme hängen entspannt neben dem Körper, der Rücken ist aufrecht.

Hebe die Arme senkrecht nach oben, bis sich die Handflächen über dem Kopf begegnen.

Beuge dann den Oberkörper leicht nach hinten, lege den Kopf etwas in den Nacken und wende den Blick nach oben. Spüre die Dehnung im Rücken und in den Beinen und atme dreimal tief durch.

Mit der Einatmung kommst du dann wieder in die Ausgangsstellung zurück, indem du die Arme senkst.

Lege dich anschließend kurz auf den Rücken, um dich zu entspannen, bevor du die Übung auch zur anderen Seite hin ausführst.

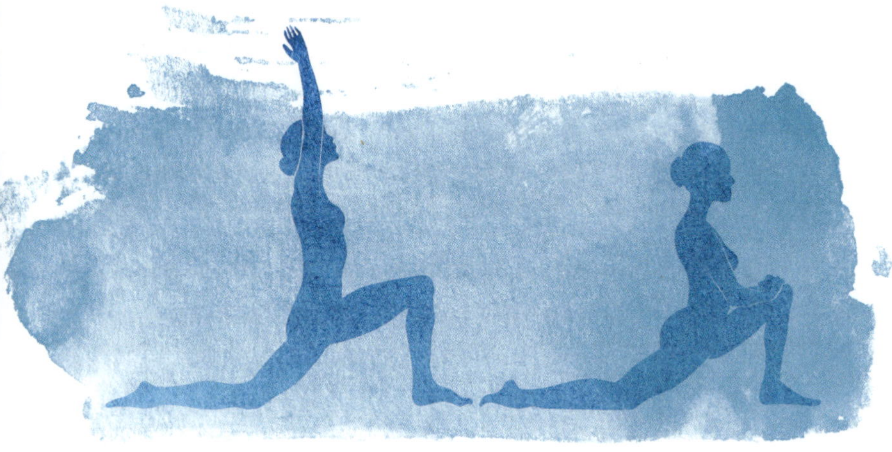

4. Gebetshaltung

Du sitzt im Schneidersitz oder einer anderen stabilen Sitzhaltung, schließt die Augen und kommst zur Ruhe.

Führe nun deine Hände vor die Brust. Die Handflächen liegen aufeinander, und die Finger weisen nach oben.

Atme tief ein.

Mit dem nächsten Ausatmen lässt du den Kopf nach unten sinken, bis das Kinn das obere Brustbein berührt.

Halte den Atem sieben Sekunden lang an und presse dabei das Kinn leicht gegen die Halsgrube.

Löse nun den Druck, hebe den Kopf und atme langsam wieder ein.

Wiederhole die Übung insgesamt fünfmal.

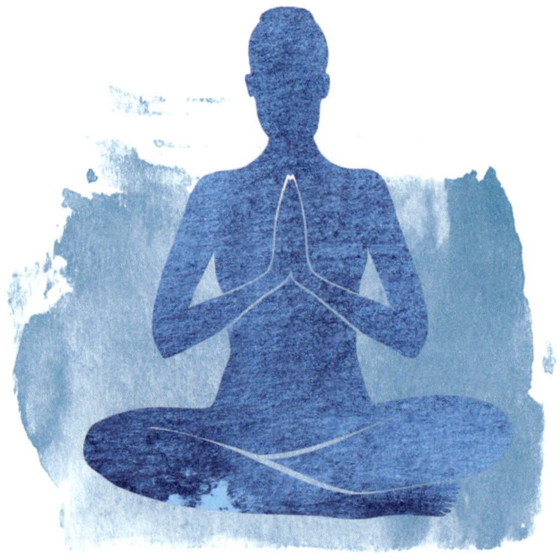

5. Summ-Atmung

Bleib in der Sitzhaltung.

Bei dieser Atemübung atmest du ausnahmsweise durch den Mund ein.

Presse deine Zunge fest gegen den Gaumen und atme langsam durch den Mund ein – dabei wird die Luft an der Zunge entlang eingesogen, sodass ein Reibelaut entsteht.

Ist die Einatmung beendet, schließt du den Mund und hältst den Atem sieben Sekunden lang an.

Atme dann möglichst langsam durch die Nase aus. Lass beim Ausatmen einen Summlaut, »Mmm«, erklingen und achte auf die lösenden Vibrationen, die dabei entstehen.

Wiederhole diesen Atemzyklus siebenmal.

6. Halschakra-Meditation

Du sitzt in einer stabilen Haltung, aufrecht, aber entspannt.

Schließe die Augen und richte deine Achtsamkeit auf das Halschakra. Versuche zu spüren, wie du dich durch dieses Energiefeld mit anderen Menschen verbinden kannst. Indem du dieses Chakra nährst, wird sich deine Kommunikationsfähigkeit verbessern, und es wird dir besser gelingen, deine Ideen und Einsichten in die Welt zu tragen.

Die Mudra für das Halschakra bildest du, indem du deine Hände vor die Brust hältst und die Finger verschränkst. Die Daumen liegen an ihren Außenseiten aneinander und zeigen nach oben. Die Handwurzeln berühren die Brust.

Atme tief ein und sprich siebenmal leise und weich das Mantra »HAM«. Verteile die sieben »HAM« wie sieben Glockenschläge gleichmäßig über das Ausatmen, sodass du das letzte »HAM« mit dem letzten Rest deiner Atemluft aussprichst.

Atme dann wieder langsam ein und wiederhole das Ganze siebenmal. Richte deine Achtsamkeit während der gesamten Meditation auf das Halschakra.

7. Schlussentspannung

Lege dich zum Abschluss hin, um das Halschakra-Yoga-Programm mit einer tiefen Entspannung zu beenden. Dabei gehst du wie bei der Anfangsentspannung vor und spannst nacheinander alle Muskeln an und entspannst sie dann wieder – beobachte achtsam den Vorgang der Entspannung.

Wenn du gut entspannt bist, beginne damit, den Energiefluss im Halschakra zu visualisieren. Mitten in deinem Kehlkopf kreist ein himmelblauer Energiewirbel. Dieser Wirbel umfasst in seinen Ausläufern den ganzen Hals- und Nackenbereich und wird mit jedem Atemzug ein wenig größer, bis er in die Brust reicht, über deinen Körper hinausstrahlt und alles mit heilendem, hellblauem Licht erfüllt. Spüre, wie wohltuend sich das auf Hals, Rachen, Luft- und Speiseröhre und auch auf die Atmung auswirkt.

Wenn du bereit bist, die Meditation zu beenden, löse dich langsam von den inneren Bildern und spüre bewusst die Schwere des Körpers. Lass deinen Atem allmählich tiefer werden. Räkle und dehne abschließend den ganzen Körper, bevor du die Augen wieder öffnest und das Yoga-Programm beendest.

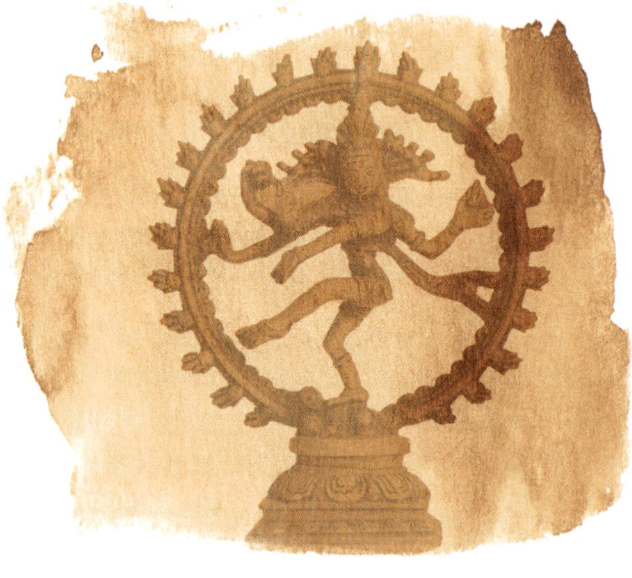

Meine Erfahrungen mit den Yoga-Übungen für das Halschakra:

Was ist mir schwergefallen?

Was hat sich beim Üben an körperlichen Empfindungen verändert?

Was hat sich beim Üben an seelischen Empfindungen verändert

Welche sonstigen Erfahrungen hatte ich bei den Übungen

Die Lebensaufgaben des Halschakras

Das Halschakra stellt dir »Aufgaben«, die wichtig für deine spirituelle Entwicklung sind. Es zeigt dir sowohl dein Potenzial als auch die Bereiche, in denen du dich noch weiterentwickeln kannst. Was du dafür brauchst, ist ein wenig Achtsamkeit. Lass uns nun auf die Suche nach deinen Aufgaben und Möglichkeiten gehen und herausfinden, wo es besonders wichtig ist, dein Halschakra zu heilen.

Wahrheit, Verbundenheit, Kommunikation: Meine Stärken, meine Schwächen

Gehe in dich und ziehe Bilanz. Was bedeuten Wahrheit, Verbundenheit und Kommunikation für dich? Was du hier aufschreibst, ist nur für dich. Du kannst also völlig frei sein – nur deine Angst, dich mit dir selbst zu konfrontieren, kann dir entgegenstehen. Überwinde diese kleine Hürde: Du kannst dadurch nur gewinnen. Sieh dir deine Schwächen an – aber vergiss darüber nicht deine Stärken.

Meine Stärken	*Meine Schwächen*

Ich kommuniziere – Meine Aufgaben

Das Halschakra ist das »Ich teile mich mit«-Chakra. Nach allem, was du bisher erfahren hast: Was hast du der Welt mitzuteilen? Was ist deine Aufgabe in dem Bereich, der durch das Halschakra beeinflusst wird?

Meine Ziele für das Halschakra

Du hast dir deine Stärken und Schwächen klargemacht und über deine Halschakra-Lebensaufgabe nachgedacht. Was sind deine konkreten Ziele?

In einem Satz ...

Kannst du das, was du aus diesem Kapitel mitnehmen konntest, in einen Satz fassen?

Affirmationen für das Halschakra

Probiere einmal aus, wie sich die folgenden Mantras oder Affirmationen auf dich auswirken. Du kannst die Mantras bei der Meditation einsetzen – oder sie im Alltag als »Rettungsanker« oder »Powersatz« verwenden.

Meine Worte kommen aus dem Herzen,
ich bleibe bei der Wahrheit.

Ich nutze die Macht des Wortes,
um Gutes zu bewirken.

Es fällt mir leicht zu sagen,
was ich denke und fühle.

Durch meine Worte und Gedanken
bin ich mit den Menschen verbunden.

und/oder meine persönlichen Affirmationen:

Was ich aus dem Halschakra-Kapitel mitnehme

Auch wenn du nicht alles, was du in diesem Kapitel gelernt hast, gleich in dein Leben integrieren kannst – bestimmt gab es ein paar Impulse, die dich wirklich weitergebracht haben. Nutze die folgenden Zeilen, um die wichtigen Dinge für dich aufzuschreiben.

Stirnchakra

Ich verstehe, was ich wahrnehme

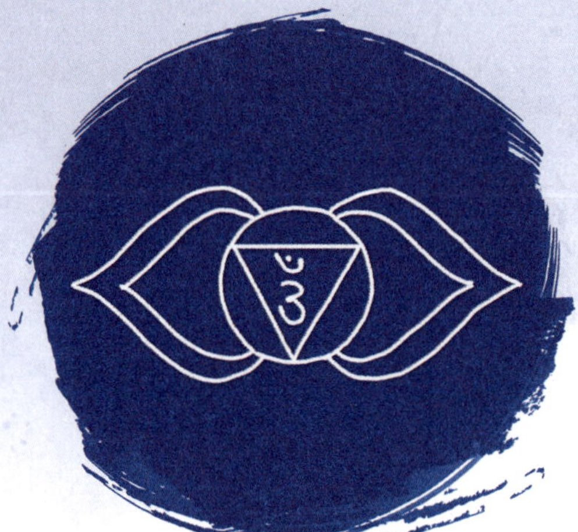

Ajna-Chakra

आज्ञा चक्

Sechstes Chakra

Drittes Auge

Wahrnehmung, Fantasie, Selbsterkenntnis

Das Stirnchakra liegt in der Mitte der Stirn, zwischen den Augenbrauen und drei Fingerbreit über der Nasenwurzel – daher wird es auch »Drittes Auge« genannt. Dieses Chakra repräsentiert, womit sich gerade westliche Menschen oft identifizieren – es ist die Quelle der geistigen Funktionen.

Das Sanskrit-Wort *ajna* bedeutet »Wissen«, aber auch »Wahrnehmen«. Im Allgemeinen legen viele Menschen besonderen Wert auf die Kräfte dieses Chakras. Das ist allerdings fruchtlos, wenn die unteren Chakras nicht gut entwickelt oder blockiert sind. Dieses Energiezentrum ist zwar sehr wichtig für die spirituelle Entwicklung, doch ohne eine geerdete Grundlage wird sich nur wenig entwickeln können.

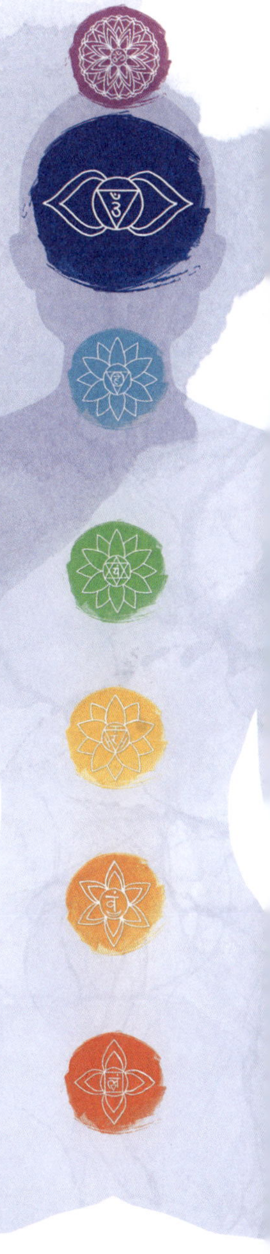

Lage
Stirnmitte

Farbe
Indigo (Dunkelblau)

Element
-

Symbol
Flügelkreis

Themen
Intuition, Weisheit, Erkenntnis, Wahrnehmung, Fantasie, Vorstellungskraft, Selbsterkenntnis

Kernsatz
Ich verstehe, was in meinem Leben geschieht.

Das »Ich erkenne«-Chakra

Das Stirnchakra ist das Zentrum der geistigen Erkenntnis. Das Wahrnehmen, die Intuition und die Selbsterkenntnis sind dort zu Hause, ebenso wie unsere Vorstellungskraft und Fantasie. All das zusammen hat mit wahrer Erkenntnis zu tun. Indem du dein Stirnchakra heilst und nährst, wächst deine Erkenntnis, und du weißt das Wesentliche vom Unwesentlichen zu trennen.

Wenn das Stirnchakra gesund und in Harmonie ist

Ein gut entwickeltes Stirnchakra, das in Harmonie mit den anderen Chakras steht, führt zu tiefer Erkenntnis, was das Leben und das Selbst angeht. Es schützt dich davor, auf Täuschungen, Verschwörungstheorien, Aberglauben und Betrug hereinzufallen und verhilft deinem Geist zu großer Klarheit. Ein gesundes Stirnchakra ist von größter Bedeutung für dein spirituelles Wachstum und hilft dir, den wahren Sinn deines Lebens zu entdecken.

Wie fühle ich mich?

Was geht in dir vor, wenn du von den positiven Wirkungen des Stirnchakras liest? Kannst du dich irgendwo darin wiederfinden? Oder motiviert es dich, bestimmte Aufgaben und Lebensaspekte zu verwirklichen? Schreibe auf, was dir gerade spontan in den Sinn kommt.

Wie sich Blockaden im Stirnchakra zeigen

Um unsere spirituellen Wurzeln ganz entfalten zu können, muss jeder von uns zuvor einige Hürden überwinden. Blockaden im Stirnchakra sind dabei besonders hinderlich – und »heimtückisch«: Sie zeigen sich vor allem darin, dass die Gedanken verwirrt sind, jedoch klar erscheinen. Alles wird logisch erklärt, doch es fehlt die Verbindung zum Herzen. Man wird anfälliger für Kulte, Verschwörungstheorien und abergläubische Vorstellungen. Nur die aufrichtige Suche nach wahrer Erkenntnis kann dich aus diesem Teufelskreis befreien.

Welche Blockaden kann ich spüren?
Kannst du Blockaden des Stirnchakras finden, die auf dich zutreffen?

Wie fühlt sich mein Stirnchakra an?
Setze dich hin, schließe die Augen und komm ein wenig zur Ruhe. Lege nun deine Hände über das Stirnchakra und spüre genau hin. Was nimmst du wahr?

Die Verbindung zwischen Körper und Geist

Ich stelle dir später noch ein kurzes Chakra-Yoga-Programm vor – hier will ich dir aber zunächst eine Übung zeigen, die ganz besonders wichtig für das Stirnchakra ist: die Pyramidenstellung, indisch *parshvottanasana*.

Du stehst aufrecht und entspannt. Mit einer Ausatmung machst du mit dem rechten Fuß einen Schritt nach vorn. Der linke Fuß steht leicht schräg. Dann drehst du deinen Körper mit einer Ausatmung nach rechts. Verschränke die Hände hinter dem Rücken, lege sie ans Kreuzbein und ziehe die Schulterblätter zueinander.

Mit einer erneuten Ausatmung beugst du dich nun mit möglichst gerader Wirbelsäule über das rechte Bein nach vorn, wenn es dir möglich ist, bis in die Waagerechte.

Achte darauf, dass die Hüfte des vorderen Beines nicht zur Seite ausweicht.

Halte die Stellung fünf Atemzüge lang.

Richte dich dann mit weiterhin gerader Wirbelsäule wieder auf.

Wiederhole die Übung auch auf der anderen Seite.

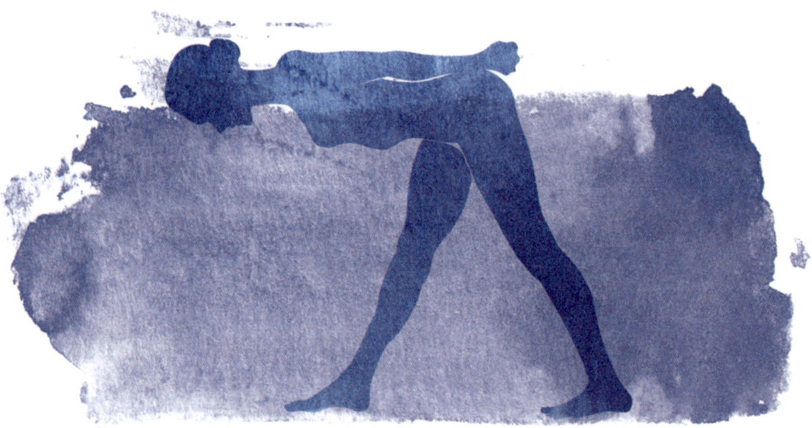

Was spüre ich?

Vielleicht kannst du bei der Pyramidenstellung spüren, wie sich die Energie in deinem Kopf zu sammeln beginnt, oder dass die Energiezentren entlang der Wirbelsäule durchlässiger werden? Beobachte achtsam, was du spürst und notiere deine Erfahrungen.

Tipps zur Stellung

Der Hauptzweck der Pyramidenstellung besteht darin, den Fluss der Energie entlang der Chakras zu erleichtern. Dafür ist es besonders wichtig, auf die Wirbelsäule zu achten. Wenn es dir schwerfällt, dich bis in die Waagerechte nach vorn zu beugen, ohne dass sich das Becken verdreht oder du gar Schmerzen in der Lendenwirbelsäule hast – erzwinge auf keinen Fall etwas! Wie weit du dich vorbeugen kannst, ist wirklich zweitrangig. Achte auf deine Grenzen.

Andererseits kannst du, wenn du sehr flexibel bist, auch weiter als bis zur Waagerechten gehen. Aber auch dann achte darauf, dass der Rücken gerade bleibt.

Fantasiereise: Die Form der Gedanken

Bei den beiden höchsten Chakras können Fantasiereisen besonders eindrucksvoll werden. Wie alle Fantasiereisen lösen sie Bilder und Assoziationen in unserem Geist aus. Doch über das Stirnchakra kann deine Fantasie noch tiefere Schichten deines Unterbewusstseins erreichen und schlummernde Einsichten in die Antworten auf die großen Lebensfragen geben. Den kurzen Text, den ich dir hier vorstelle, brauchst du nur einmal durchzulesen: Die Einzelheiten wird deine Vorstellungskraft für dich erledigen. Vertraue deiner Fantasie! Der Text bietet dir nur grobe Grundzüge – du kannst deine Reise selbst bestimmen; ebenso die Länge der Reise. Bei den Fantasiereisen für Stirn- und Kronenchakra würde ich allerdings empfehlen, dass du dir mindestens 20 Minuten Zeit nimmst. Wenn du magst, kannst du aber auch deutlich länger in die Welt deiner Fantasie eintauchen ...

Du schwebst im Weltraum, siehst Sterne, die Mondsichel und die Erde. Du weißt, dass du in Gedankenschnelle an jeden Ort reisen kannst. Du kannst das Kleinste und das Größte sehen – und auf einmal merkst du, dass du auch deine Gedanken sehen kannst: Jeder Gedanke wird zu einem Gegenstand ... Voller Freude und Neugier siehst du zu, was sich manifestiert. Was du auch tust: Du bist sicher und voller Kraft; nichts kann dir geschehen ... Genieße das Gefühl von Klarheit, Sicherheit und ehrfürchtigem Staunen.

Meine Erfahrungen und Gefühle bei der Fantasiereise:

Meine Stirnchakra-Geschichte

Ich weiß ja nicht, wie du mit der Fantasiereise für das Stirnchakra zurechtgekommen bist – doch ob dir die Reise leichtgefallen ist oder ob dir das Ganze zu abstrakt war: Durch die Kraft deiner Fantasie kannst du dein Stirnchakra noch auf andere Weise aktivieren und heilen: Schreibe eine kurze Geschichte, die Wahrheit, Intuition und Selbsterkenntnis zum Thema hat. Es scheint vielleicht ein wenig paradox, wenn ich dir empfehle, zu »schreiben, ohne dabei nachzudenken«; probiere es dennoch einfach mal aus und lass dich überraschen. Stehe dir aber nicht selbst im Weg, indem du den Anspruch hast, etwas für alle Lesbares zu produzieren. Was du schreibst, ist nur für dich!

Blockaden des Stirnchakras spüren

Blockaden im Stirnchakra sind, vor allem von den Betroffenen selbst, schwer zu erkennen, da sich Störungen im Ajna-Chakra oft in geistiger Verwirrung und Narzissmus zeigen, die jegliche Klarheit behindern. Weitere Anzeichen einer Blockade des Stirnchakras sind Vergesslichkeit, Konzentrationsschwäche, abergläubische Vorstellungen und Selbstsucht.

Wie sieht es bei dir aus? Spüre einmal nach, welche Reaktionen die folgenden Aussagen bei dir auslösen.

Ich fühle mich geistig klar und fit.

Ich kann meine Fehler erkennen und bin ziemlich selbstkritisch.

Meine Vorstellungskraft ist gut ausgeprägt.

Wenn du zu stark von fremden Meinungen oder Verschwörungstheorien beeinflusst wirst, kannst du sehr davon profitieren, dich intensiver mit deinem Stirnchakra zu befassen. Im Moment ist es vorrangig, dass du dich selbst akzeptierst, wie du bist, dass du mehr Klarheit entwickelst und wachsen kannst.

Blockaden im Stirnchakra auflösen

Eine Schwäche oder Blockade im Stirnchakra hat ihre Wurzeln meist im Erwachsenenalter; der Umgang mit den vielen widerstreitenden Meinungen und Ansichten in unserer Umwelt verwirrt unseren Geist – was wiederum das Stirnchakra schwächt. Wenn du das Gefühl hast, dass manche deiner Probleme auf Blockaden im Stirnchakra zurückzuführen sind, ist es wichtig, Klarheit zu gewinnen. Lasse dazu alle Meinungen erst einmal los. Die meisten sind ohnehin unnötig, und jene, die nicht auf einer klaren Sicht der Dinge beruhen, blockieren deinen Geist. Doch auch wenn du dich gerade sehr verwirrt fühlst: Es ist nie zu spät, das Stirnchakra zu harmonisieren.

Hier ein paar konkrete Dinge, die gut für dein Stirnchakra sind:

- Beginne jeden Tag mit einer kleinen Meditation. Richte deine Achtsamkeit auf dein Stirnchakra und versuche, deine Meinungen zumindest für die Dauer der Meditation vollkommen loszulassen.
- Mache eine Medien-Diät. Verzichte, soweit es dir möglich ist, auf Konsum von Nachrichten, sozialen Medien und Talkshows.
- Beende den Tag mit einer kurzen Meditation, bei der du dich auf das flackernde Licht einer Kerze konzentrierst.

Meine Erfahrung: Was funktioniert für mich?

Überlege einmal, in welchen Situationen sich geistige Klarheit, Wissen und konstruktive Selbstkritik in deinem Leben gezeigt und dir geholfen haben.

Farben und Formen – Stirnchakra

Die Farben, die den Chakras zugeordnet sind, sind nicht beliebig. Jede Farbe bringt eine andere Energie mit sich. Beim Stirnchakra ist es die Farbe Indigo, also ein tiefes Dunkelblau.

Was bedeutet die Farbe Indigo (Dunkelblau) für mich persönlich? An was muss ich bei ihr denken?

Indigo symbolisiert eine traditionelle Haltung, Ruhe und Friedfertigkeit, eine spirituelle Orientierung bei gleichzeitig geordnetem und methodischem Denken. Die negativen Aspekte zeigen sich in Ängstlichkeit, Engstirnigkeit und Anfälligkeit für Süchte – wobei die Abhängigkeit sich weniger auf klassische Drogen, als vielmehr auf Menschen, Internetnutzung oder religiöse Kulte bezieht. Auch diese Aspekte zeigen, wonach das Stirnchakra strebt: nach Erkenntnis und Intensität der Erfahrung.

Das Symbol des Ajna-Chakras ist der geflügelte Kreis. Dem Symbol des Halschakras, des Chakras der Kommunikation, werden Flügel verliehen – das Symbol des Stirnchakras weist also auf »höhere« Kommunikation hin.

Was habe ich erfahren, das über das »Natürliche« hinausgeht?

Das Stirnchakra-Mandala

Diese Form der Meditation ist gerade beim Stirnchakra sehr hilfreich, um es zu heilen und Blockaden aufzulösen. Die Tätigkeit des Mandala-Ausmalens wendet den Geist von Gedanken ab, und erleichtert es dir, die Gedankenspiele für eine Weile loszulassen. Das kann zu einer tiefen inneren Befreiung führen und unbewusste Prozesse in Gang setzen, die dich mit dem Chakra verbinden und Verletzungen heilen.

Am besten verwendest du dunkle Blautöne. Wenn dir deine Intuition aber klar zu verstehen gibt, dass du auch andere Farben benutzen sollst, höre auf sie.

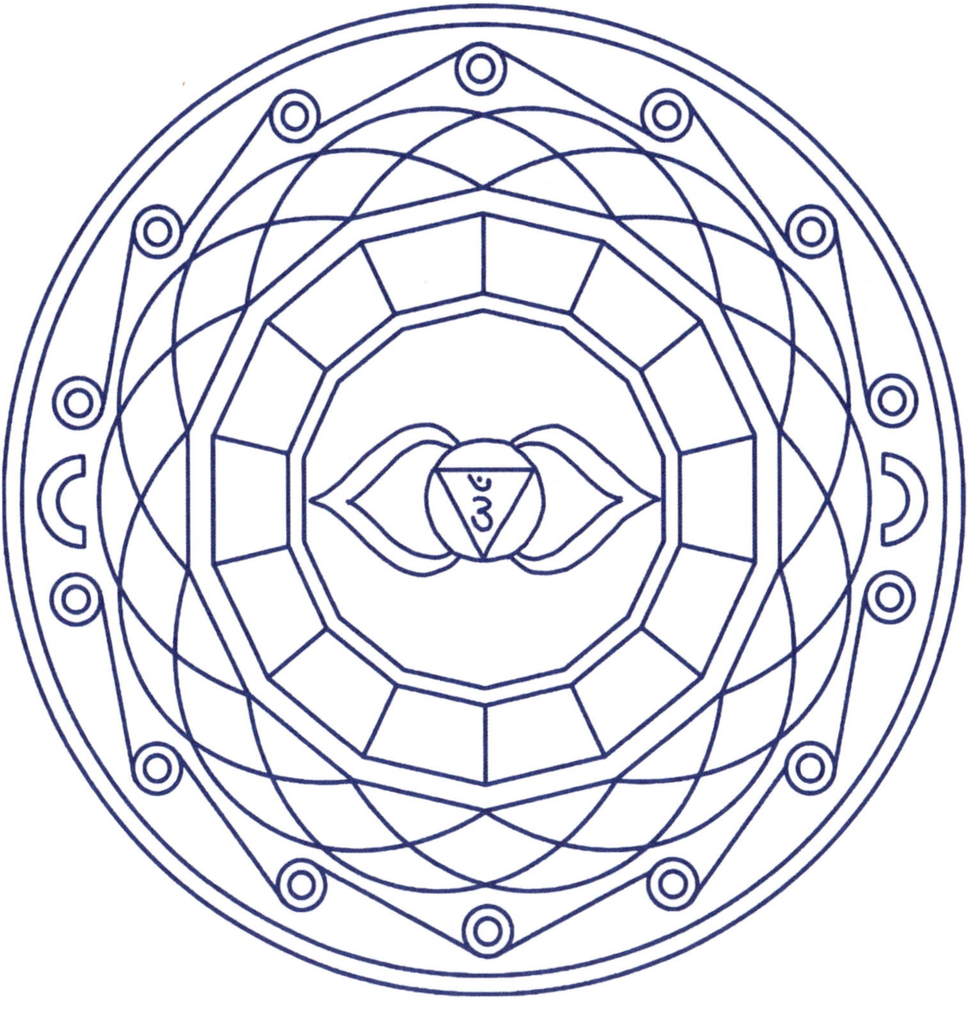

Klarheit und Einsicht

Der Hauptaspekt des Stirnchakras ist geistige Klarheit.

Immer wenn etwas verwirrend ist, wird das Stirnchakra, das ja nach Klarheit und Einsicht strebt, aktiviert. Ist es harmonisch entwickelt und stark, wird es dir leichtfallen, mit verwirrenden Ereignissen produktiv umzugehen. Wenn es blockiert ist, wird aus der Klarheit eine Scheinklarheit: Ängste und die starke Vorstellungskraft des Stirnchakras erschaffen dann Pseudotheorien und irrationale Vorstellungen. Vielleicht bist du in einer Lebenssituation, die dich verwirrt – weil du Beziehungsprobleme oder berufliche Schwierigkeiten hast oder dich die zunehmend problematische Weltlage belastet. Ist dein Stirnchakra stark, wirst du daraus inspirierende Motivation ziehen – ist es schwach, fühlst du dich verzweifelt oder wirst anfällig für Verschwörungstheorien und Kulte. Was sich im konkreten Fall zeigt, hängt von der Gesundheit des Stirnchakras ab. Nutze die Chance, dein Stirnchakra nun zu heilen und zu stärken, um produktiv mit geistigen Unsicherheiten umgehen zu können.

Was würde ich fühlen, wenn mein Weltbild sich als völlig falsch erwiese?

Was würde ich tun?

Den Ursprung der Verwirrung heilen

Eine ungesunde Reaktion auf die Bedrohung der geistigen Sicherheit ist spirituelle Unwissenheit (Verwirrung) und in der Folge oft Hass – also gleich zwei der drei sogenannten Geistesgifte (das dritte ist Gier).

Es ist kaum zu vermeiden, dann und wann Zustände geistiger Verwirrung zu erleben. Die moderne Welt kann mit ihren sinnlos erscheinenden Konflikten, widerstreitenden Meinungen und der Flut an Desinformation in den »sozialen« (oft eher unsozialen) Medien verstörend sein. Wichtig ist, sich seiner Verwirrung bewusst zu sein und nicht in Pseudoerklärungen zu flüchten, die die Dinge nur scheinbar lösen. Ist das Stirnchakra geschwächt, ist es ganz natürlich, dass wir unbewusst versuchen, den Mangel auf energetischer Ebene auszugleichen. Doch wenn das Stirnchakra blockiert ist, funktioniert das eben nicht. Der Mangel an Klarheit führt dann zu dem ungesunden Versuch, sie um jeden Preis zu erreichen, selbst auf Kosten der Vernunft.

Geistige Klarheit ist nicht dasselbe wie »Verkopftheit« und Ablehnung alles Spirituellen – im Gegenteil. Klarheit bedeutet, der Spiritualität ihren Platz zu geben, ohne die Vernunft deswegen aufzugeben.

Gedankenexperiment: Wahrheiten hinterfragen

Stelle dir vor, dass nach und nach alle Dinge, die du für wahr gehalten hast, sich als unwahr herausstellen. Bleibe wenigstens fünf Minuten bei der Übung und sieh, was geschieht. Notiere deine Erfahrungen:

Gesundheit und das Stirnchakra

Das Stirnchakra wirkt sich auf das Gehirn, die Augen, das Nervensystem und andere organische Strukturen aus. Die Verbindung zwischen unserem »Dritten Auge«, also dem Stirnchakra, und körperlichen Funktionen ist leichter zu erkennen, als bei anderen Chakras – weil die betroffenen körperlichen Strukturen bereits eine Verbindung zu feinstofflichen Vorgängen haben.

Das Stirnchakra betrifft vor allem:

- Augen
- Gedächtnis
- Nervensystem
- Hypophyse

Probleme, die durch ein blockiertes Stirnchakra gefördert, ausgelöst oder aufrechterhalten werden:

- Kopfschmerzen
- Augenleiden
- Psychiatrische Erkrankungen
- Konzentrations- und Lernschwäche

Wie steht es um meine Gesundheit?

Sieh einmal genau hin, ob eines der aufgeführten gesundheitlichen Probleme auf dich zutrifft – falls ja: Arbeite dieses Kapitel besonders intensiv durch. Welche Probleme kannst du wahrnehmen?

Die Quelle der Einsicht

Akademisches Wissen ist erst mal nichts Besonderes – es ist nur ein Ansammeln von Fakten. Echtes Wissen entsteht, wenn du das, was du weißt, in dein Fühlen, Denken und Handeln integrierst. Vielleicht weißt du viel, aber sicher nicht so viel wie eine Online-Enzyklopädie. Und selbst wenn: Was tust du mit diesem Wissen? Das Stirnchakra hilft dir, dein Wissen in tiefe Einsicht zu verwandeln und das Geistesgift der Unwissenheit (Verwirrung), die sich nicht auf fehlende Fakten, sondern auf mangelnde Einsicht bezieht, zu neutralisieren. Wenn du dich von der allgegenwärtigen Informationsflut verwirrt fühlst, ist es wichtig, das Stirnchakra zu heilen. Was empfindest du bei der folgenden Aussage?

Es ist wichtig, zu wissen und zu verstehen.

Die Einsicht blockierende Glaubenssätze

Glaubenssätze, die die Entfaltung des Stirnchakras behindern, könnten lauten: »Nur Fakten sind wichtig – Emotionen spielen dabei keine Rolle«, »Ich bin klüger als die anderen«, »Wissen ist nutzlos« oder »Was ich glaube, stimmt«. Was könnten persönliche Glaubenssätze sein, die dich daran hindern, spirituelle Wahrheiten – nicht nur intellektuell, sondern gefühlsmäßig – zu erkennen?

Meine Glaubenssätze:

7 Dinge für 7 Tage – Stirnchakra

Nun möchte ich dir sieben Kurzübungen, Gedankenspiele, Inspirationen und Tipps für das Stirnchakra vorstellen und dir vorschlagen, diese Hinweise für die Dauer von sieben Tagen zu beachten. Nach dieser Woche wirst du dein Stirnchakra und seine Energien schon viel besser erfahren haben – und du wirst erkannt haben, was deinem Stirnchakra guttut.

1. Übe deine Vorstellungskraft und deine Fantasie. Male, denke dir Geschichten aus, lasse Bilder vor deinem inneren Auge erstehen.

2. Hilf dem Stirnchakra durch Düfte, sich zu entfalten: Verdampfe ätherische Öle in einer Duftlampe. Besonders geeignete Öle sind Cajeput, Lemongrass und Veilchen.

3. Lies die heiligen Schriften aus Ost und West. Mach dich mit den Gedanken Buddhas, Laotses, Senecas, Schopenhauers, Goethes und anderer großer Denker vertraut.

4. Führe eine Nachtmeditation unter freiem und einigermaßen klarem Himmel durch, sodass du beim Blick in den Himmel die Sterne siehst.

5. Bringe die Farbe Indigo (Dunkelblau) in deine Umgebung. Kleidung, Dekoration, Blumen, Kissen ... Gut ist auch, wenn du das Mandala, das du ausgemalt hast, aufstellst.

6. Führe ein Traumtagebuch, in dem du direkt nach dem Aufwachen alles über deine Träume aufschreibst, an das du dich noch erinnern kannst.

7. Erkenne dich selbst. Blicke nach innen: ohne Wertung, ohne innere Diskussion, ohne Bedauern oder Wut – aber mit bedingungsloser Liebe und Akzeptanz.

Wochenprotokoll Stirnchakra– Was hat mir wann gutgetan?

Tag 1

Tag 2

Tag 3

Tag 4

Tag 5

Tag 6

Tag 7

Die Stirnchakra-Energiemassage

Die Energiemassage für das Stirnchakra hilft dir, dieses Chakra zu heilen und zu harmonisieren. Gerade wenn du dich oft verwirrt fühlst, Schwierigkeiten mit dem Lernen und der Konzentration hast oder unter Wahrnehmungsproblemen leidest, kann die Stirnchakra-Energiemassage sehr hilfreich sein.

Setze dich entspannt hin und schließe die Augen. Du kennst das Vorgehen ja schon von den anderen Chakra-Massagen: Du reibst die Handflächen kräftig aneinander, bis sie richtig warm sind – das regt die Handchakras an und verstärkt die Wirkung der Übung.

Dann legst du deine Hände auf die Stirn, über das »Dritte Auge«, das Stirnchakra. Dabei liegen die Hände aufeinander; die Finger der rechten Hand weisen nach links oben, die der linken Hand nach rechts oben. Die Handballen liegen auf den Augen oder Augenbrauen (abhängig von der Größe deiner Hände). Vielleicht fragst du dich nun, welche Hand oben und welche unten liegt? Gute Frage! Bei der Energiemassage für das Stirnchakra ist es tatsächlich so, dass die Übung zwei Teile hat: Einmal liegt die linke Hand oben, einmal die rechte.

Nun atmest du ganz bewusst tief ein und aus. Atme ein paarmal und achte erst einmal nur auf den Atemfluss. Vielleicht spürst du die Energie in den Händen.

Beim Einatmen nimmst du Prana durch die Atmung auf.

Beim Ausatmen lässt du die Energie in das Stirnchakra fließen. Stelle dir dabei vor, wie ein tiefblauer Lichtstrom aus deinen Händen in dein Drittes Auge strömt und alle Störungen klärt. Mach auf diese Weise sieben tiefe und langsame Atemzüge – dann wiederhole das Ganze mit vertauschten Handpositionen.

Nach den zweimal sieben Atemzügen legst du die Hände wieder auf den Boden.

Spüre der Wirkung noch eine Weile nach und genieße das Gefühl geistiger Klarheit.

Hat sich etwas verändert? Fühlt sich deine Stirn wärmer und dein Geist leichter an? Spürst du, wie sich deine Gefühle verändern? Wie ist es mit deinen Augen?

Schreibe deine Erfahrungen mit der Chakra-Massage auf.

Das Stirnchakra-Mantra

Auch hier ist es großartig, wenn du nach der Aktivierung durch die Energiemassage gleich mit dem Chanten weitermachst, um die Wirkung zu verstärken und deinem Stirnchakra einen besonderen Impuls zu geben. Chante die Silbe auf einem Ton oder mit einer kleinen Melodie – sodass du in eine leichte Trance kommst, in der sich das Stirnchakra entfalten kann. Wiederhole nur die eine Silbe. Immer wieder.

Die Silbe für das Stirnchakra ist **KSHAM** (gesprochen: Kscham).

Meine Empfindungen beim Mantra-Chanten:

Das Stirnchakra-Yoga-Programm

1. Entspannung und Aufwärmübungen

Du beginnst wieder damit, dass du die Entspannung und die Aufwärmübungen von Seite 32 durchführst:

- Rückenrollen
- Pferderücken – Katzenbuckel
- Nackendehnung
- Beckenkreisen

2. Augenübungen

Du sitzt im Schneidersitz oder einer anderen stabilen Stellung und legst die Hände entspannt auf die Oberschenkel. Du wirst nun dein Stirnchakra durch einige Augenübungen anregen. Achte bei den Augenbewegungen darauf, wirklich nur die Augen zu bewegen – der Kopf sollte dabei vollkommen reglos bleiben.

- Blicke abwechselnd nach oben und nach unten. Jeweils siebenmal. Nach der letzten Bewegung schließt du die Augen und atmest dreimal tief durch.
- Blicke abwechselnd nach links und rechts. Jeweils siebenmal. Denke daran, den Kopf nicht mitzubewegen. Dann schließt du die Augen und atmest dreimal tief durch.
- Lass nun die Augen rollen. Siebenmal kreisen sie im Uhrzeigersinn und anschließend siebenmal gegen den Uhrzeigersinn. Lass die Kreise möglichst groß werden und bewege die Augen dabei langsam und bewusst.
- Zum Abschluss der Übung schließt du die Augen wieder. Reibe deine Handflächen kräftig aneinander, bis sie ganz warm sind, und lege die Handballen sanft auf die geschlossenen Augen. Genieße die Wärme, die von den Händen in den Augenbereich strömt und konzentriere dich dabei auf das Stirnchakra.

3. Die Heuschrecke

Lege dich auf den Bauch, der Kopf ruht auf der Stirn. Deine Beine berühren sich, und die Fußrücken liegen entspannt auf dem Boden. Die Arme liegen neben dem Körper. Entspanne dich kurz.

Schließe jetzt deine Hände zu Fäusten und drücke die Fäuste mit der Daumenseite nach unten neben den Oberschenkeln gegen den Boden.

Beim Einatmen hebst du das linke Bein gestreckt ein Stück vom Boden ab. Das Becken bleibt dabei am Boden. Atme in dieser Stellung dreimal tief durch.

Lass dann mit einem Ausatmen das Bein wieder sinken, entspanne den Rücken und wiederhole die Übung mit dem rechten Bein.

Führe die Heuschrecke mit jedem Bein fünfmal aus.

Zum Abschluss legst du deine Hände unter die Stirn und entspannst dich kurz, während du der Wirkung der Übung nachspürst.

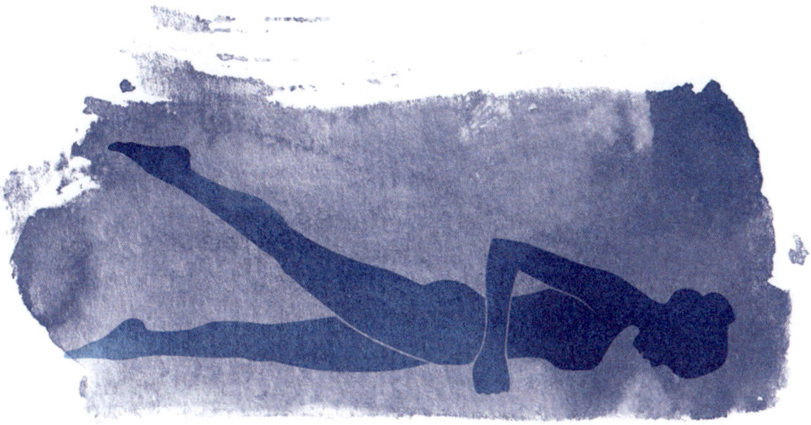

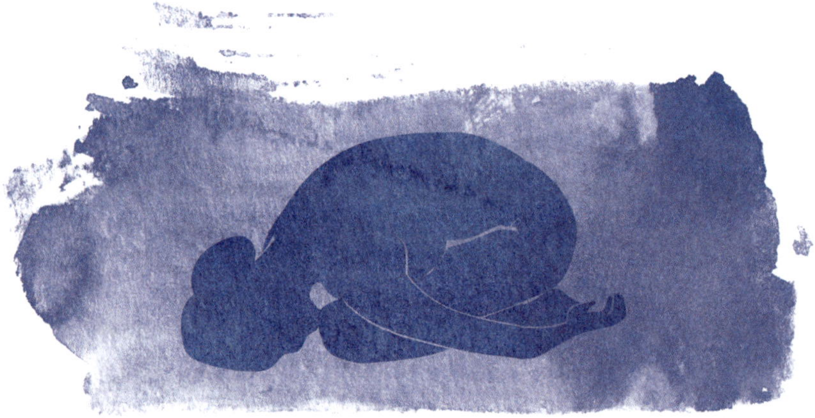

4. Stellung des Kindes

Einer Variante dieser Asana sind wir bereits beim Sakralchakra begegnet (siehe Seite 46). Hier sitzt du im Fersensitz, wobei sich die Knie und die großen Zehen berühren. Wenn dir diese Sitzhaltung schwerfällt, lege ein kleines Kissen zwischen Po und Fersen. Halte den Rücken aufrecht und lass die Arme passiv seitlich hängen. Schließe die Augen und atme in dieser Haltung einige Male tief in den Bauch.

Während du ausatmest, lässt du den Oberkörper nun langsam nach vorne sinken, bis deine Stirn den Boden berührt. Deine Handrücken liegen auf dem Boden. Atme in dieser Stellung tief und entspannt. Spüre den sanften Druck der Atembewegung gegen die Oberschenkel.

Bleibe sieben Atemzüge lang in der Stellung.

Schließlich richtest du dich langsam wieder auf, indem du den Rücken von der Lendenwirbelsäule aus über die Brust- und zuletzt über die Halswirbelsäule aufrollst und in den Fersensitz zurückkommst.

Lege dich danach kurz auf den Rücken, um dich zu entspannen.

5. Wechselatmung Variation 1

Diese Atemübung machst du im Sitzen – Schneidersitz, Lotos- oder Fersensitz. Zunächst schließt du deine Augen und entspannst Körper und Geist. Deine linke Hand liegt entspannt auf dem linken Oberschenkel.

Hebe den rechten Unterarm und strecke Daumen, Ringfinger und kleinen Finger, während du Zeige- und Mittelfinger anwinkelst.

Führe nun die rechte Hand zur Nase – sodass du mit dem rechten Daumen das rechte und mit kleinem und Ringfinger das linke Nasenloch verschließen kannst, indem du sanft gegen die Nasenflügel drückst.

- Verschließe zunächst das rechte Nasenloch mit dem Daumen. Atme acht Sekunden lang durch das linke Nasenloch ein.
- Verschließe dann sogleich das linke Nasenloch mit kleinem und Ringfinger, löse gleichzeitig den Daumen und atme durch das rechte Nasenloch 16 Sekunden lang aus.
- Ohne Pause atmest du nach dem Ausatmen wieder acht Sekunden durch das rechte Nasenloch ein.
- Nach der vollen Einatmung verschließt du das rechte Nasenloch wieder mit dem Daumen, löst Ringfinger und kleinen Finger und atmest links 16 Sekunden lang aus. Hiermit ist ein Zyklus vollendet.

Wiederhole diesen Atemzyklus siebenmal. Richte dabei die Achtsamkeit auf das »Dritte Auge«, das Stirnchakra. Stelle dir vor, wie sich dort heilendes, indigofarbenes Licht sammelt, das den ganzen Kopf erfüllt.

6. Stirnchakra-Meditation

Sitze stabil, entspannt und aufrecht. Ideal ist der Lotossitz; aber wenn du Probleme mit den Knien hast, kannst du auch auf einem Stuhl sitzend meditieren. Es ist aber wichtig, dass du dabei wirklich gut sitzt: Beide Fußsohlen liegen ganz auf dem Boden auf, Oberschenkel und Unterschenkel sind in einem rechten Winkel, und du sitzt weit vorne; der Rücken ist mühelos gerade.

Schließe nun deine Augen und richte deine ganze Achtsamkeit auf das Stirnchakra. Mache dir bewusst, dass dich dieses Energiezentrum auf deiner Stirnmitte für spirituelle Einsichten öffnet, Verwirrungen klärt, deine Erkenntniskraft stärkt und zu einer gesunden Entwicklung deines Selbstbewusstseins führt.

Die Mudra für das Stirnchakra sieht so aus: Deine gestreckten Mittelfinger weisen nach vorn und kommen an den Fingerkuppen zusammen, die anderen Finger weisen zur Brust; dabei berühren sich die Daumen an den Fingerkuppen und die anderen Finger, außer die Mittelfinger, an der Oberseite des zweiten Fingergliedes. Die Hände hältst du in dieser Weise vor die Brust. Dadurch wird ein Energiekreislauf geschlossen, der das Stirnchakra anregt.

Atme tief ein und sprich siebenmal leise und weich das Mantra »KSHAM«. Verteile die sieben »KSHAM« wie sieben Glockenschläge gleichmäßig über das Ausatmen, sodass du das letzte »KSHAM« mit dem letzten Rest deiner Atemluft aussprichst.

Atme dann wieder langsam ein und wiederhole das Ganze siebenmal. Richte deine Achtsamkeit während der gesamten Meditation auf das Stirnchakra.

7. Schlussentspannung

Lege dich hin, um das Stirnchakra-Yoga-Programm mit einer tiefen Entspannung zu beenden. Dabei gehst du vor wie bei der Anfangsentspannung und spannst nacheinander alle Muskeln an und entspannst sie anschließend wieder.

Ist dein ganzer Körper entspannt, gehst du noch tiefer in die Entspannung. Setze deine Vorstellungskraft ein, um das Stirnchakra noch ein wenig kräftiger anzuregen und den Energiefluss im Dritten Auge zu harmonisieren.

Visualisiere einen indigofarbenen Lichtwirbel in der Mitte deiner Stirn. Mit jedem Atemzug wird der Wirbel ein wenig größer, bis er den ganzen Kopf mit dunkelblauen, heilenden Strahlen erfüllt, über deinen Kopf hinausstrahlt und deinen ganzen Körper durchdringt.

Beende die Tiefenentspannung langsam und behutsam. Löse dich von den inneren Bildern und spüre bewusst die Schwere des Körpers. Vertiefe deinen Atem allmählich, strecke, räkle und dehne den ganzen Körper, bevor du die Augen wieder öffnest und das Yoga-Programm beendest.

Meine Erfahrungen mit den Yoga-Übungen für das Stirnchakra:

Was ist mir schwergefallen?

Was hat sich beim Üben an körperlichen Empfindungen verändert?

Was hat sich beim Üben an seelischen Empfindungen verändert?

Welche sonstigen Erfahrungen hatte ich bei den Übungen?

Die Lebensaufgaben des Stirnchakras

Wie bei jedem Chakra gibt es auch beim Stirnchakra Hinweise auf Lebensaufgaben, die dir helfen, das Potenzial dieses Chakras zu verwirklichen. Wenn es blockiert ist, besteht deine Aufgabe darin, diese Blockaden aufzulösen – und dein Leben zu bereichern. Du weißt ja nun schon ein paar wichtige Dinge über dein Stirnchakra. Jetzt wollen wir uns einmal auf die Suche begeben, was für Aufgaben und Möglichkeiten du in diesem Bereich haben könntest – und wo Heilung besonders wichtig ist.

Vorstellungskraft, Selbsterkenntnis, Intuition: Meine Stärken, meine Schwächen

Ziehe Bilanz. Sei völlig ehrlich – was du hier schreibst, ist nur für dich. Es ist manchmal schwierig, sich seine Schwächen einzugestehen. Erstaunlicherweise ist es aber oft ebenso schwer, sich seine Stärken ganz bewusst zu machen, denn jede Stärke, die wir nicht nutzen, bringt Bedauern mit sich. Doch du hast nun genug erfahren, um nicht in diese Falle zu tappen. Öffne dich dir selbst gegenüber.

Meine Stärken	*Meine Schwächen*

Ich erkenne – Meine Aufgaben

Das Stirnchakra ist das »Ich erkenne«-Chakra. Nach allem, was du bisher erfahren hast: Wer bist du? Was ist deine Aufgabe in dem Bereich, der mit dem Stirnchakra zusammenhängt? Was verwirrt dich noch?

Meine Ziele für das Stirnchakra

Du hast dir deine Stärken und Schwächen klargemacht und über deine Stirnchakra-Lebensaufgabe nachgedacht. Wie sehen nun deine konkreten Ziele aus?

In einem Satz …

Kannst du das, was du aus diesem Kapitel mitnehmen konntest, in einen Satz fassen?

Affirmationen für das Stirnchakra

Auch für das Stirnchakra gibt es hilfreiche Affirmationen. Probiere einmal aus, wie sich die folgenden Mantras auf dich auswirken. Setze dein Mantra bei der Meditation ein – oder verwende es im Alltag als »Rettungsanker« oder »Powersatz«.

Ich nehme Kontakt
zu meinem inneren Licht auf.

Ich lasse meiner Fantasie freien Lauf
und höre zunehmend auf meine
innere Stimme.

Ich blicke nach innen
und erkenne zunehmend,
was wesentlich ist.

und/oder meine persönlichen Affirmationen:

Was ich aus dem Stirnchakra-Kapitel mitnehme

Vielleicht ist nicht alles, was du in diesem Kapitel gelernt hast, gleichermaßen relevant für dich – aber bestimmt gibt es ein paar Dinge, die dich wirklich weitergebracht haben. Hier ist Platz, um die wichtigen Dinge noch einmal zusammenzufassen.

Kronenchakra

Ich bin eins

Sahasrara-Chakra

सहस्रार चक्र

Siebtes Chakra

Scheitelchakra

Stärke, Sicherheit, Vertrauen

Das Kronenchakra liegt auf dem Scheitel, dem höchsten Punkt des Kopfes. Es strahlt über den Kopf hinaus in die Aura – daher werden (nicht nur) Erleuchtete, bei denen dieses Chakra besonders gut entwickelt ist, mit einem »Heiligenschein« dargestellt. Das Kronenchakra ist der höchste Punkt und Zielchakra des zentralen Nadis »Sushumna« – des Hauptkanals, der alle Chakras miteinander verbindet. In Sushumna steigt die Schlangenkraft »Kundalini«, die die Entwicklung unseres spirituellen Potenzials symbolisiert, auf. Die wörtliche Bedeutung des Sanskrit-Wortes *sahasrara* ist »tausendfach«, aber gemeint ist damit eigentlich »unendlich«. Denn dieses Chakra verbindet uns mit der Unendlichkeit und dem höchsten Sein.

Lage
Scheitel

Farbe
Violett, Weiß, Regenbogenfarben, Transparent

Element
–

Symbol
Lotos

Themen
Spiritualität, Erfahrung geistiger Welten, kosmisches Bewusstsein, Erleuchtung, Selbstverwirklichung, kosmische Vereinigung, Verbundenheit mit dem Kosmos

Kernsatz
Ich bin eins mit mir und dem Universum.

Das »Ich verstehe«-Chakra

Jedes Chakra ist Ausdruck eines Aspekts unseres Lebens. Beim Kronenchakra ist das das höchste Sein: Dieses Chakra trägt deine spirituelle Identität – und geht über das begrenzte Ich hinaus. Indem du dein Kronenchakra heilst und nährst, verbindest du dich mit dem Universum.

Wenn das Kronenchakra gesund und in Harmonie ist

Ist dein Kronenchakra gut entwickelt und in Harmonie mit den anderen Chakras, wirst du ungewöhnliche Fähigkeiten entwickeln, die »übernatürlich« erscheinen können. Du erfährst tiefen Frieden, Heiterkeit und einen Zustand des Eins-Seins.

Das Kronenchakra kann sich jedoch nicht entfalten, solange die anderen Chakras noch keine stabile Grundlage bilden; erst wenn alle andere Chakras harmonisch zusammenarbeiten, wächst auch die Kraft des Kronenchakras. Damit hast du die Grundlage für deine spirituelle Reife geschaffen. Du hast das Potenzial, etwas Wichtiges in der Welt zu bewegen, indem du die Gegensätze vereinst und dein Ziel im Einklang mit deiner Natur erreichst.

Wie fühle ich mich?

Kannst du dich irgendwo in der Beschreibung der positiven Eigenschaften des Kronenchakras wiederfinden? Oder motiviert es dich, bestimmte Aufgaben in Angriff zu nehmen? Schreibe auf, was dir spontan in den Sinn kommt.

Wie sich Blockaden im Kronenchakra zeigen

Das Kronenchakra ist bei den meisten Menschen bis zu einem gewissen Grad blockiert – was in diesem Fall aber ganz natürlich ist. Es hat keinen Sinn, die spirituelle Kraft des Kronenchakras zu stärken, wenn die Grundlage der anderen Chakras nicht stabil ist. Es ist nicht gut zu versuchen, das Kronenchakra mit Gewalt zu aktivieren. Das führt zu geistigen Störungen und Verwirrung.

Das Kronenchakra ist von allen anderen Chakras und dem Energiefluss im Körper zwar nicht völlig getrennt, wohl aber ein wenig »geschützt«. Wenn die Verbindung zum Kronenchakra aber über das natürliche Maß hinaus blockiert ist, zeigt sich das beispielsweise durch Depressionen, Verwirrung, Materialismus oder – als Gegenreaktion – durch Realitätsflucht und Weltfremdheit.

Welche Blockaden kann ich spüren?

Könnte eines oder mehrere der genannten Symptome auf dich zutreffen?

Wie fühlt sich mein Kronenchakra an?

Setze dich hin, schließe die Augen und komm ein wenig zur Ruhe. Lege nun deine Hände über dein Kronenchakra und spüre genau hin. Was nimmst du wahr?

Die Verbindung zwischen Himmel und Erde

Auch für das Kronenchakra gibt es ein kurzes Chakra-Yoga-Programm – hier werde ich dir aber erst einmal eine Übung vorstellen, die diesmal aber keine Asana, also Yogastellung, ist, sondern mit der Lichtpunktmeditation eine besondere Form der Meditation, die ein starkes Vorstellungsvermögen und eine gute Harmonie zwischen den Chakras erfordert.

Du kannst die Meditation im Sitzen oder Liegen ausführen; ideal ist der Schneidersitz oder Lotossitz. Schließe die Augen und komme zur Ruhe. Mit geschlossenen Augen siehst du erst einmal nichts; beziehungsweise ein konturloses Grau. Doch je länger du hinsiehst, desto mehr Strukturen kannst du erkennen. Manche davon haben Farben, einige davon leuchten besonders stark. Richte deine Konzentration nun auf ein weißes oder violettes Licht und versuche, den Lichtpunkt aufstrahlen zu lassen, bis er eine neue Qualität annimmt: Er strahlt hell wie die Sonne (doch da du ja nicht mit deinen physischen Augen siehst, kannst du nicht geblendet werden) und erweckt in dir ein Gefühl tiefster Freude und Ehrfurcht.

Manchmal wird das Licht nur kurz aufblitzen – und dennoch eine tiefe Wirkung hinterlassen. Bleibe eine Weile bei der Übung und lass dich nicht frustrieren, wenn es nicht gleich gelingt.

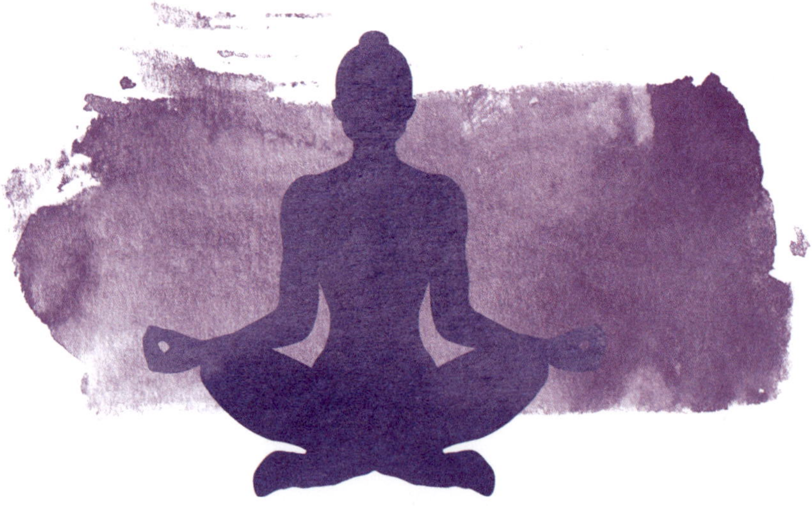

Was spüre ich?

Welche Erfahrungen hast du bei der Lichtpunktmeditation gemacht? Ist es dir gelungen, ein strahlendes Licht in deiner Vorstellung zu erzeugen? Vielleicht merkst du, dass es gar nicht so leicht ist, dieses Licht zu erzeugen oder es länger als einen Augenblick strahlen zu lassen. Lass dich nicht frustrieren. Beobachte nur achtsam, was geschieht und notiere deine Erfahrungen.

Tipps zur Übung

Die Lichtpunktmeditation fällt den meisten Menschen zunächst schwer. Bewahre die Geduld! Jedes Mal, wenn du übst, regst du dein Kronenchakra an. Vielleicht können dir folgenden »Tricks« ein wenig helfen:

- Stelle dir vor, dass du in das Licht wie in einen See eintauchst – wie du sozusagen einen Sprung vom Zehn-Meter-Brett wagst.
- Stelle dir vor, dass ein Laserstrahl aus der Mitte des Lichts kommt.
- Stelle dir vor, wie du einen Schleier nach dem anderen abziehst und die Farbe dabei immer intensiver und strahlender wird.
- Strenge dich nicht an. Bewahre eine Haltung der forschenden Neugierde.
- Lege bei der Übung deine Handballen auf die Augen; die Finger weisen zum Kronenchakra hin.

Fantasiereise: Das Universum von außen sehen

Selbst für das höchste Chakra ist eine Fantasiereise sinnvoll, um es in deinen Energiekörper zu integrieren. Die Bilder und Assoziationen, die bei so einer Fantasiereise in deinem Geist entstehen, lassen Erkenntnisse zu, die in den tiefsten Tiefen deines Unterbewusstseins verborgen liegen.

Ich schlage dir auch hier wieder nur einen kurzen Text vor, der natürlich nicht zum Auswendiglernen da ist, sondern der nur ein kleines Hilfsmittel und einen Wegweiser darstellt. Die Einzelheiten wird deine Fantasie für dich erschaffen.

Ist dir die Fantasiereise für das Stirnchakra schwergefallen? Dann solltest du trotzdem einmal die Reise für das Kronenchakra ausprobieren: Sie geht allerdings noch tiefer und mag noch abstrakter erscheinen.

Doch wie immer kannst du deiner inneren Weisheit vertrauen: Auch dieses Vertrauen in die innere Weisheit harmonisiert das Kronenchakra.

Du befindest dich an keinem Ort – du selbst bist der Kosmos. Alles, was ist, bist du. Doch vielleicht wäre mehr Vielfalt gut? Du trennst Teile deines Seins von dir ab, um Neues im Kosmos zu erschaffen. Lass deiner Fantasie freien Lauf. Du weißt, dass du sicher und geborgen bist und jederzeit in dein menschliches Leben zurückkehren kannst. Was du auch tust: Du bist sicher und voller Kraft; nichts kann dir geschehen … Genieße das Gefühl des Eins-Seins.

Meine Erfahrungen und Gefühle bei der Fantasiereise:

Meine Kronenchakra-Geschichte

Ob du nun mit der Fantasiereise des Kronenchakras zurechtgekommen bist, oder ob es dir schwerfiel, so tief in dein Unterbewusstsein einzutauchen – durch das Schreiben einer kurzen Geschichte kannst du ebenfalls die »Schwingung« des Kronenchakras erfahren. Wichtig ist, dass du beim Schreiben wirklich loslässt und vollkommen deiner Intuition vertraust. Das Thema deiner Geschichte könnte sich um Erleuchtung, Selbsterkenntnis oder Weisheit drehen … Lass deiner Fantasie Flügel wachsen!

Blockaden des Kronenchakras spüren

Es ist nicht so leicht festzustellen, ob dein Kronenchakra blockiert oder geschwächt ist. Oft zeigt sich das in einer starken Abneigung gegen alles Religiöse – doch dafür kann es auch andere Ursachen geben. Überdies kann eine Blockade aber auch zu großer Weltfremdheit und fanatischer Religiosität führen. Doch was auch immer sich zeigt: Es spiegelt stets eine problematische Beziehung zum Spirituellen wider.

Wie sieht es bei dir aus? Spüre einmal nach, welche Reaktionen die folgenden Aussagen bei dir auslösen.

Ich bin ein sehr spiritueller Mensch.

Ich vertraue meiner inneren Weisheit.

Ich fühle mich mit dem Universum verbunden.

Es ist schwer, seine eigenen, tiefsten Überzeugungen infrage zu stellen. Solange das Kronenchakra nicht gut entwickelt ist, wird die Welt als ein Gegenüber von Meinungen und Ansichten, von Kopf und Herz, von Gut und Böse erscheinen. Sein eigenes Weltbild genau zu betrachten, aktiviert jedoch das Kronenchakra.

Blockaden im Kronenchakra auflösen

Blockaden in den Chakras sind normalerweise hinderlich. Doch eine Blockade im Kronenchakra bietet oft einen sinnvollen Schutz der inneren Weisheit – die volle Entfaltung des Kronenchakras bei ungenügender Reife ist nämlich schädlich. Natürlich solltest du dein spirituelles Wachstum trotzdem fördern, dabei aber eine starke, »aggressive« Stärkung des Kronenchakras unbedingt vermeiden. Die Übungen in diesem Kapitel nähren dein Kronenchakra auf harmonische, nicht-aggressive, sanfte Art und Weise.

Hier ein paar Dinge, die du tun kannst, um dein Kronenchakra zu erwecken:

- Meditiere täglich, aber nicht gleich stundenlang. Versuche, deine Achtsamkeit außerhalb deiner Meditationssitzungen im Alltag zu stärken.
- Gehe täglich nach draußen, möglichst in die freie Natur. Kümmere dich nicht um das Wetter. Öffne deinen Geist für alles, was du wahrnimmst.
- Lache, so oft es nur geht. Versuche in allen Dingen den Humor zu erkennen. Halte an nichts fest.

Meine Erfahrung: Was funktioniert für mich?

Überlege einmal, in welchen Situationen sich Humor und Loslassen in deinem Leben manifestiert und dir geholfen haben.

Farben und Formen – Kronenchakra

Mit der Farbe des Kronenchakras ist es nicht leicht. Das Sahasrara-Chakra, das unendlich vielschichtige Chakra, lässt sich nicht so leicht eingrenzen. Je nachdem, welchen Aspekt des Chakras man betrachtet, scheinen unterschiedliche Farben charakteristisch: Violett (die Farbe, die am Rande des Spektrums steht und an den Bereich jenseits der Wahrnehmung grenzt), Weiß (die Reinheit, die sich aus dem Miteinander aller Farben ergibt), Regenbogenfarben (die einzelnen Schichten des Ganzen), Transparenz (also das Fehlen von Farbe, durchsichtige Klarheit) oder manchmal auch Gold (die Farbe des unvergänglichen Glanzes).

Welche Farbe kannst du am besten mit dem Kronenchakra verbinden?

Das Symbol des Kronenchakras ist der tausendblättrige Lotos. Der Lotos steht seit jeher für Reinheit, Vollkommenheit, Schöpferkraft und Erleuchtung. Mit »tausendblättrig« ist nicht wirklich die Zahl 1000 gemeint, sondern die unendliche Vielschichtigkeit bei gleichzeitiger Einheit.

Was ist in meinem Leben unendlich vielfältig?

Das Kronenchakra-Mandala

Bei keinem Mandala hast du so viel Freiheit – doch gerade das macht es anspruchsvoll. Dieses Mandala achtsam auszumalen, erfordert, dass du deine Gedanken völlig loslässt und dich ganz von deiner Intuition leiten lässt. In dieser Mal-Meditation kannst du dich mit dem Kronenchakra verbinden und von Blockaden heilen. So verbindest du dich mit deiner Spiritualität und dem gesamten Universum.

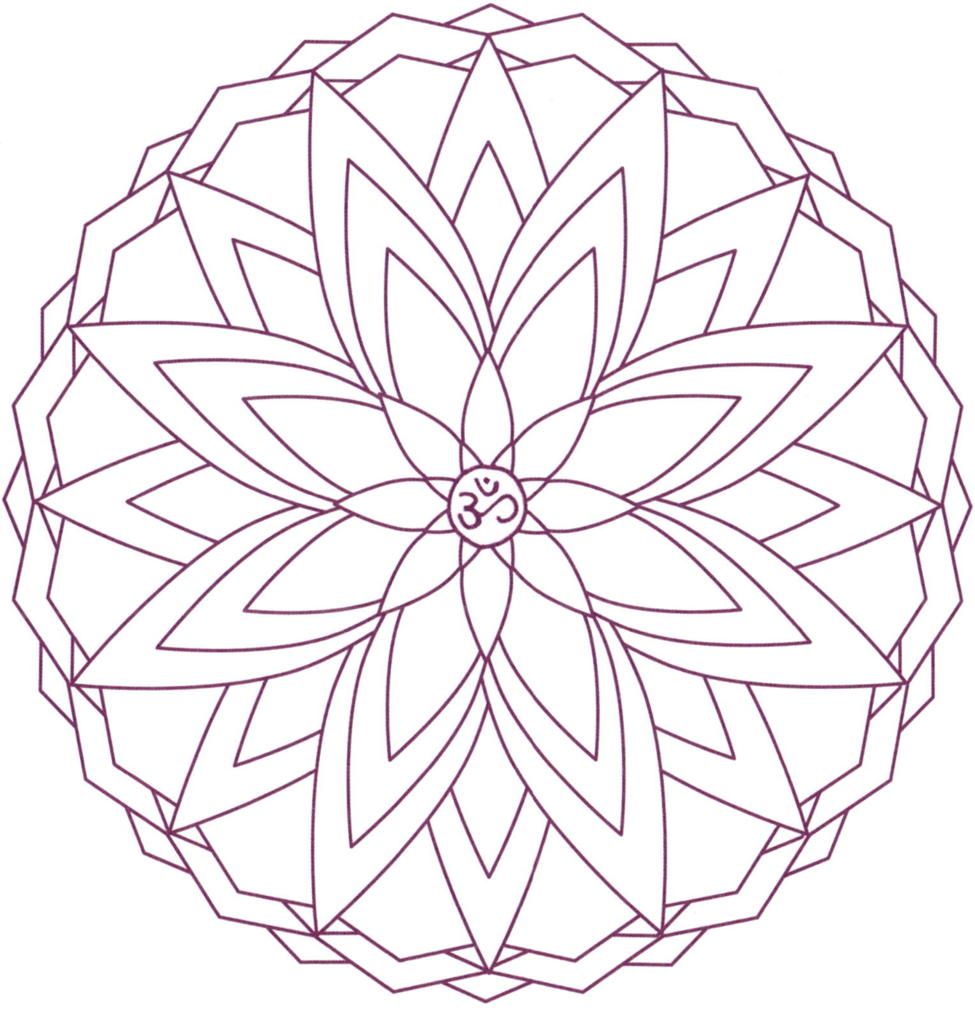

Samadhi

Samadhi bedeutet wörtlich »Versenkung« oder »Sammlung«. Es ist ein Bewusstseinszustand, der sich von Wachen, Träumen und Tiefschlaf unterscheidet, ein Zustand, in dem das diskursive Denken zur Ruhe kommt. Samadhi ist die Auflösung der Unterscheidung zwischen Erkennendem, Erkenntnis und Erkanntem – all dies wird Wellen im Wasser gleich, die kommen und gehen und nichts am Wesentlichen verändern.

Seine Beschreibungen bleiben naturgemäß ziemlich abstrakt. Daher haben auch Mystiker darauf hingewiesen, dass dieser Zustand eigentlich nur erfahren werden kann.

Das Prinzip der »Erleuchtung« kannst du mit einer kleinen, überhaupt nicht spirituellen Übung erfahren: Male dreimal drei Punkte auf ein Blatt – und dann versuche, diese Punkte mit vier geraden, aneinanderhängenden Linien zu verbinden. Zunächst wirst du meinen, das sei eine intellektuelle Aufgabe. Dann wird es dir unmöglich scheinen. Doch wenn du dabeibleibst, wirst du eine »Erleuchtung« erleben und die Aufgabe lösen – und wissen, dass es die richtige Lösung ist.

Was kann ich von mir wegnehmen und doch ich selbst bleiben?

Was bedeutet »Weisheit« für mich?

Die Wurzel nicht abschneiden

Wenn das Kronenchakra übermäßig blockiert ist, kann das zu zwei gegensätzlichen, ungesunden Reaktionen führen: Die offensichtlichere ist die Ablehnung jeglicher Spiritualität. Sie wird dann als Bedrohung des materiellen Weltbildes wahrgenommen und löst Angst aus. Doch der Mangel kann auch zu einer Gegenreaktion führen: Dann entwickelt sich ein fanatischer Glaube, ein verzweifelter Versuch, den unbewusst wahrgenommenen Mangel zu überkompensieren.

Nun ist beides nicht besonders häufig, da deine innere Weisheit dich normalerweise schützt. Wenn du aber doch merkst, dass du mit Spiritualität ein großes Problem hast (sei es, dass du sie verachtest oder aber als absolute Wahrheit betrachtest und alles Nicht-Spirituelle ablehnst), dann versuche dein Weltbild mit Humor zu betrachten. Wenn dir das unmöglich ist, bedarf dein Kronenchakra der Zuwendung und Heilung.

Und das geschieht am besten dadurch, dass du die Übungen für das Kronenchakra immer mit jenen für das Wurzelchakra verbindest. Das verhindert Weltfremdheit und Realitätsflucht.

Gedankenexperiment: Radikale Akzeptanz

Für diese kleine Übung stellst du dir vor, dass deine schlimmsten Befürchtungen und deine größten Wünsche wahr werden. Versuche, alles was geschieht (und es geschieht ohnehin nur in deiner Vorstellung), vollkommen anzunehmen. Bleibe wenigstens fünf Minuten bei der Übung und notiere deine Erfahrungen:

Gesundheit und das Kronenchakra

Natürlich ist das Kronenchakra kein stoffliches Organ. Es hat jedoch großen Einfluss auf unser Zentralnervensystem, insbesondere das Gehirn.

Das Wurzelchakra betrifft vor allem:

- Gehirn
- Immunsystem
- Nervensystem
- Epiphyse (Serotonin, Melatonin)

Krankheiten, die durch ein blockiertes Kronenchakra gefördert, ausgelöst oder aufrechterhalten werden:

- Depression und Geisteskrankheiten
- Schlafstörungen
- Krebserkrankungen und chronische Leiden
- Nervenleiden

Wie steht es um meine Gesundheit?

Gibt es unter den genannten Problemen irgendetwas, das ansatzweise auf dich zutrifft? Sieh einmal genau hin. Falls dem so ist, arbeite das Kapitel Kronenchakra besonders intensiv durch. Welche Probleme kannst du wahrnehmen oder vermutest du?

Der Quell der Weisheit

Weisheit ist nicht dasselbe wie Wissen. Manchmal ist Wissen der Weisheit sogar abträglich – denn Wissen kann sich als fehlerhaft erweisen, und so viel Wissen wir auch anhäufen, wird es doch nie genug sein. Dies vollkommen verinnerlicht zu haben ist schon ein kleiner Teil der Weisheit. Auch Philosophie ist nicht Weisheit, sondern *philosophia*, die Liebe zur Weisheit. Die Quelle der Weisheit ist Selbsterkenntnis – und, scheinbar paradoxerweise – das Sich-Lösen vom Selbst, vom »kleinen Ich«. Und dieser Prozess findet im gereiften Kronenchakra statt.

Was empfindest du bei der folgenden Aussage?

Ich weiß, dass ich nichts weiß.

Die innere Weisheit blockierende Glaubenssätze

»Blockierende Glaubenssätze« für das Kronenchakra sind beispielsweise »Ich glaube nur, was ich sehe«, »Spiritualität ist Spinnerei«, »Nur meine Religion ist die richtige«. Was könnten deine persönlichen Glaubenssätze sein, die die Entfaltung deiner inneren Weisheit möglicherweise hemmen?

Meine Glaubenssätze:

7 Dinge für 7 Tage – Kronenchakra

Wie immer an dieser Stelle zeige ich dir auch für das Kronenchakra sieben Kurzübungen, Gedankenspiele, Inspirationen und Tipps, die du in den nächsten sieben Tagen beachten solltest, um dieses höchste Chakra zu harmonisieren. Schon in dieser kurzen Zeit wirst du erste Erfahrungen sammeln und erkennen, was deinem Kronenchakra guttut und deine innere Weisheit weckt.

1. Öffne dich für die Kraft der Stille. Meditiere in dieser Woche viel – und versuche vor allem, die meditative Haltung auch im Alltag zu üben.

2. Achte auf das, was sich dem Auge nicht auf den ersten Blick offenbart. Betrachte die Dinge und Menschen, als sähest du sie zum ersten Mal.

3. Es tut dem Kronenchakra gut, wenn sein Komplementär-Chakra, das Wurzelchakra, stark und durchlässig ist. Achte darauf, dass deine Spiritualität fest verwurzelt ist und du den Kontakt nach unten bewahrst.

4. Unternimm mindestens einmal in dieser Woche eine kleine Wanderung, die dich in die Berge oder zumindest auf eine kleine Anhöhe führt. Betrachte die Welt von einer höheren Perspektive aus.

5. Versuche, die »Farbe« Weiß vermehrt in dein Leben zu bringen: mit weißer Kleidung, weißen Blumen oder Bildern, die viel Weiß enthalten. Auch das Mandala, das du ausgemalt hast, ist hilfreich – selbst dann, wenn es sehr bunt ist.

6. Wenn du außergewöhnliche, »übersinnliche« Erfahrungen machst, dann klammere dich nicht an sie. Lehne sie weder ab, noch betrachte sie als absolute Wahrheit oder persönliche Leistung. Sieh einfach achtsam hin.

7. Richte den Blick immer wieder einmal nach oben in den Himmel. Diese einfache Übung ist bei Blockaden des Kronenchakras erstaunlich hilfreich, vor allem dann, wenn diese sich in Form von depressiven Stimmungen zeigen.

Wochenprotokoll Kronenchakra – Was hat mir wann gutgetan?

Tag 1

Tag 2

Tag 3

Tag 4

Tag 5

Tag 6

Tag 7

Die Kronenchakra-Energiemassage

Die Chakra-Energiemassage kann selbst beim höchsten Chakra dazu beitragen, es zu »heilen« und zu harmonisieren. Wenn du oft verwirrt bist und das Gefühl hast, nicht im Einklang mit der Welt zu sein, kannst du durch eine einfache Kronenchakra-Energiemassage gegensteuern.

Du kannst die Energiemassage für das Kronenchakra im Liegen oder Sitzen ausführen – am wirksamsten ist sie allerdings, wenn du stehst. Dazu ist es aber wichtig, dass du entspannt und sicher mit geschlossenen Augen stehen kannst.

Welche Haltung du auch immer wählst: Schließe die Augen und reibe die Handflächen kräftig aneinander, bis sie richtig warm sind und die Handchakras aktiviert werden.

Verschränke nun die Finger, sodass deine Hände eine »Schale« bilden. Diese »Schale« legst du dann auf den Scheitel, den höchsten Punkt deines Kopfes.

Beim Einatmen nimmst du Prana, die Lebensenergie, durch die Atmung auf. Stelle dir vor, wie sich dein gesamter Körper mit strahlend hellem Licht füllt, das in allen Farben schillert, golden ist oder sich jeder Definition entzieht.

Atme nun ganz langsam aus und lass dabei die Energie in das Kronenchakra fließen. Stelle dir dabei vor, wie ein Lichtstrom aus deinen Händen in dein Kronenchakra strömt und deinen ganzen Kopf sowie den Raum darüber füllt.

Mache auf diese Weise sieben tiefe und langsame Atemzüge.

Bei jedem Ausatmen visualisierst du, wie ein klares, klärendes, heilendes Licht deinen Geist reinigt und sich im Kronenchakra sammelt.

Nach den sieben Atemzügen lege dich hin (wenn du die Übung im Sitzen oder Stehen durchgeführt hast), löse die Hände und lege die Arme auf den Boden.

Genieße die große Klarheit – lasse dein Denken vollkommen los, spüre nur eine Weile nach und lasse dich in das Wohlgefühl sinken.

Hat sich etwas verändert? Fühlt sich dein Geist klarer an? Spürst du eine Veränderung, vielleicht sogar eine Umkehr deiner Gefühle? Fühlst du dich voll spiritueller Kraft und Klarheit und eins mit dem Universum?

Schreibe deine Erfahrungen mit der Kronenchakra-Massage auf:

Das Kronenchakra-Mantra

Kein Mantra ist wohl so bekannt wie das für das Kronenchakra. Es gilt als das höchste Mantra, ein wahrhaft heiliges Wort. Dieses Mantra tut immer gut, doch hier, nachdem du gerade dein Kronenchakra mit der Energiemassage aktiviert hast, wirkt es besonders stark. Chante die Mantra-Silbe auf einem Ton oder mit einer kleinen Melodie – damit du in eine leichte Trance kommst, die deinen Geist noch weiter klärt und heilt. Wiederhole nur die eine Silbe. Immer wieder.

Die Silbe für das Kronenchakra ist **OM**.

Meine Empfindungen beim Mantra-Chanten:

Das Kronenchakra-Yoga-Programm

1. Entspannung und Aufwärmübungen

Du beginnst wieder damit, dass du die Entspannung und die Aufwärmübungen von Seite 32 durchführst:

- Rückenrollen
- Pferderücken – Katzenbuckel
- Nackendehnung
- Beckenkreisen

2. Bergstellung sitzend

Begib dich in den Schneidersitz und schließe die Augen. Hebe die gestreckten Arme seitlich nach oben, bis sich die Handflächen über dem Kopf berühren. Die Finger weisen nach oben, und deine Wirbelsäule ist leicht gestreckt.

Atme in dieser Haltung einige Male tief durch. Versuche, die Bergstellung möglichst lange zu halten – aber nicht so lange, dass es sich unangenehm anfühlt. Löse die Haltung langsam und achtsam, sobald sich etwas unangenehm oder sehr anstrengend anfühlt.

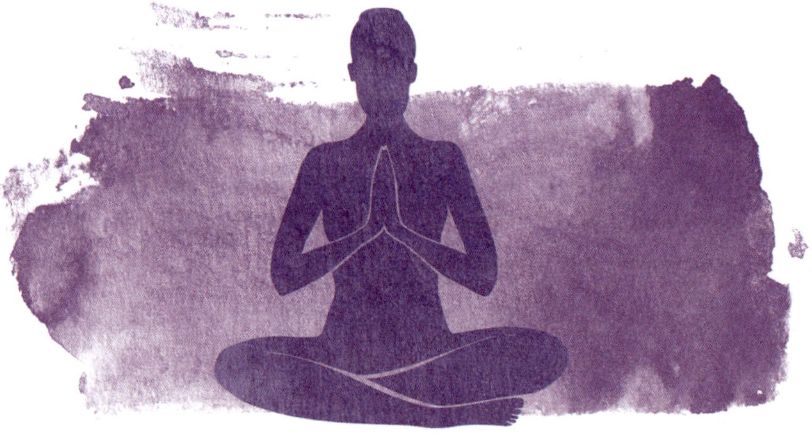

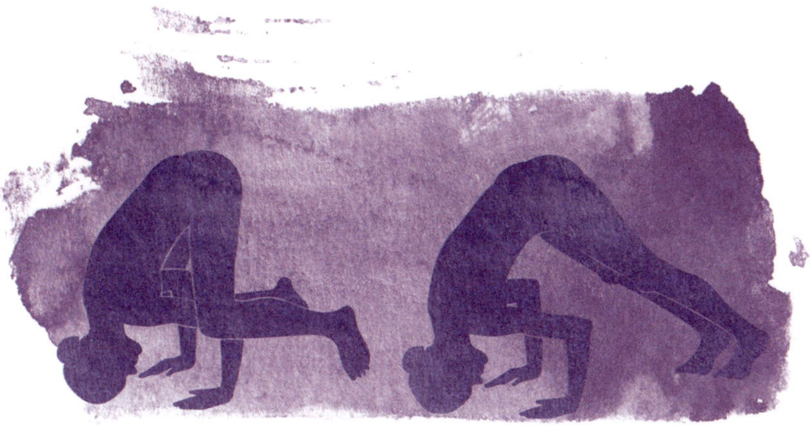

3. Der kleine Kopfstand

Der volle, klassische Kopfstand belastet die Halswirbelsäule stark, ist nicht für jeden geeignet und sollte nur mithilfe eines erfahrenen Lehrers erlernt werden. Der volle Kopfstand ist die traditionelle Übung für das Kronenchakra – doch wenn du den Kopfstand nicht schon beherrschst, kannst du ebenso gut die ungefährliche, leicht erlernbare Variation üben, die ich dir hier zeige.

Du beginnst mit dem Fersensitz. Dann beugst du dich nach vorn und legst die Handflächen etwa schulterbreit auseinander vor den Körper. Setze nun den Kopf vor die Hände auf den Boden, sodass der Scheitel auf dem Boden ruht und Kopf und Hände ein Dreieck bilden. Winkle die Zehen an und streck die Beine durch – dein Gewicht ist nun auf Füße, Kopf und Hände verteilt.

Um den kleinen Kopfstand einzunehmen, machst du nun noch zwei kleine Schritte in Kopfrichtung. Lege zuerst das linke Knie auf den linken Ellbogen, dann das rechte Knie auf den rechten Ellbogen. Du balancierst nun auf Kopf und Händen; die Fußspitzen berühren sich.

Bleibe für die Dauer von sieben Atemzügen in dieser Haltung.

Um die Übung zu beenden, stellst du erst das rechte, dann das linke Bein wieder ab und kehrst in den Fersensitz zurück.

4. Die Waage

Stelle dich aufrecht, mit geschlossenen Beinen hin. Verlagere dein Gewicht auf das rechte Bein, und winkle das linke Bein nach hinten ab. Fasse mit der linken Hand den linken Fußknöchel und zieh den linken Fuß leicht zum Po. Das rechte Bein und die Wirbelsäule sollten dabei möglichst gerade bleiben.

Entwickle keinen Ehrgeiz, das angewinkelte Bein besonders weit nach hinten zu ziehen. Wichtiger ist, dass du das Becken gerade hältst.

Streck nun den rechten Arm schräg nach oben und beuge den Oberkörper leicht nach vorne.

Halte in dieser Endstellung das Gleichgewicht sieben Atemzüge lang.

Dann senkst du den rechten Arm wieder, löst den Griff um das Fußgelenk und stellst den Fuß wieder auf den Boden.

Entspanne dich kurz im Stehen und wiederhole dann die Übung auch auf der anderen Seite.

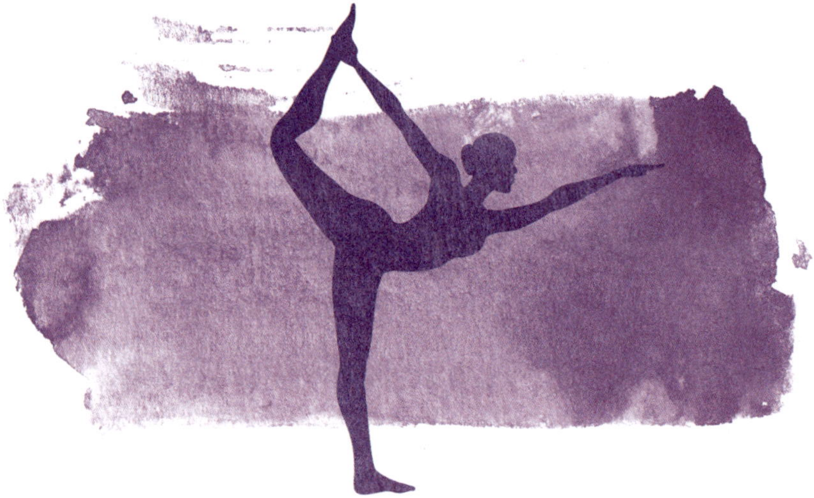

5. Wechselatmung Variation 2

Sitze stabil (im Schneider-, Lotos- oder Fersensitz oder aufrecht auf einem Stuhl), schließe die Augen und entspanne Körper und Geist. Lege dann deine linke Hand auf den linken Oberschenkel.

Hebe den rechten Unterarm und strecke Daumen, Ringfinger und kleinen Finger, während du Zeige- und Mittelfinger anwinkelst.

Führe nun die rechte Hand zur Nase – sodass du mit dem rechten Daumen das rechte und mit kleinem und Ringfinger das linke Nasenloch verschließen kannst, indem du sanft gegen die Nasenflügel drückst.

- Atme tief aus und verschließe das rechte Nasenloch mit dem rechten Daumen, indem du sanft gegen den Nasenflügel drückst.
- Atme acht Sekunden lang durch das linke Nasenloch ein.
- Verschließe dann sogleich das linke Nasenloch mit den Fingerkuppen von kleinem und Ringfinger der rechten Hand. Der Daumen verschließt weiterhin das rechte Nasenloch. Halte den Atem acht Sekunden lang an.
- Löse dann den Daumen und atme durch das rechte Nasenloch 16 Sekunden lang aus.
- Ohne Pause atmest du nach dem Ausatmen acht Sekunden durch das rechte Nasenloch ein.
- Verschließe das rechte Nasenloch wieder mit dem Daumen und halte den Atem acht Sekunden lang an.
- Dann löst du Ringfinger und kleinen Finger und atmest 16 Sekunden durch das linke Nasenloch aus.

Jetzt hast du einen Zyklus vollendet.

Falls dir diese Variante noch zu anstrengend ist, kannst du die Zeiten halbieren, also je vier Sekunden einatmen und den Atem anhalten und acht Sekunden ausatmen. Wiederhole den Atemzyklus siebenmal.

6. Kronenchakra-Meditation

Bleibe in der sitzenden Haltung und richte deine Achtsamkeit auf das Kronenchakra. Mach dir bewusst, dass du dich über dieses Chakra mit dem Universum verbinden kannst, wenn du dich darauf ausrichtest.

Lege die gestreckten Ringfinger aneinander, die anderen Finger werden verschränkt, wobei der rechte Daumen über dem linken liegt. Halte die Hände in Höhe des Magens in geringem Abstand zum Körper. Diese Mudra verstärkt den Energiefluss für das Kronenchakra.

Atme tief ein und sprich mit dem Ausatmen siebenmal leise und weich das Mantra »OM«. Verteile die sieben »OM« gleichmäßig über das Ausatmen, sodass du das letzte »OM« mit dem letzten Rest des Atems aussprichst. Atme dann wieder langsam ein und wiederhole das Ganze siebenmal. Halte deine Achtsamkeit während der gesamten Meditation auf das Kronenchakra gerichtet.

7. Schlussentspannung

Lege dich zum Abschluss hin, um das Chakra-Yoga-Programm mit einer gründlichen Entspannung zu beenden. Dabei gehst du vor wie bei der Anfangsentspannung und spannst nacheinander alle Muskeln an und entspannst sie dann wieder. Sobald dein ganzer Körper entspannt ist, gehst du noch tiefer in die Entspannung. Setze deine Vorstellungskraft ein, um das Kronenchakra sanft anzuregen und den Energiefluss zu harmonisieren.

Visualisiere einen kristallklaren Lichtwirbel an deinem Scheitel. Lass diesen Energiewirbel mit jedem Atemzug ein wenig kraftvoller werden, bis er den ganzen Kopf und den Bereich über deinem Scheitel mit heilender Energie erfüllt.

Genieße das angenehme Gefühl, solange du dich wohl dabei fühlst.

Beende die Tiefenentspannung schließlich behutsam. Löse dich von den inneren Bildern und spüre bewusst die Schwere deines Körpers. Vertiefe deinen Atem allmählich und strecke die Arme langsam nach oben. Räkle und dehne den ganzen Körper, bevor du die Augen wieder öffnest und das Yoga-Programm für das Kronenchakra beendest.

Meine Erfahrungen mit den Yoga-Übungen für das Kronenchakra:

Was ist mir schwergefallen?

Was hat sich beim Üben an körperlichen Empfindungen verändert?

Was hat sich beim Üben an seelischen Empfindungen verändert?

Welche sonstigen Erfahrungen hatte ich bei den Übungen?.

Die Lebensaufgaben des Kronenchakras

Die »Aufgabe«, die das Kronenchakra dir stellt, ist schwierig: »Versuche, dich vom Ich zu befreien.« Das ist allerdings das Fernziel, das Leitziel – doch es gibt mehrere Stationen auf dem Weg dorthin, Hindernisse, die du überwinden musst, wenn du die tiefsten Geheimnisse deines Geistes und der Spiritualität finden willst.

Das Kronenchakra gibt dir Zeichen, weist dir den Weg. Doch dazu ist es nötig, wirklich vollkommen still zu werden und in sich hineinzuhorchen. Die Stimme der inneren Weisheit ist klar, aber meist nur sehr leise.

Erkenntnis, Weisheit, Einheit: Meine Stärken, meine Schwächen

Blicke mit vollkommener Aufrichtigkeit in dein Inneres. Wenn du ganz tief in dein Unterbewusstes vordringst, wirst du auch deinem Schatten begegnen – jenen Teilen von dir, die du ablehnst, vielleicht sogar verachtest. Begegne dir mit völliger Offenheit, bedingungsloser Liebe und Akzeptanz.

Meine Stärken	*Meine Schwächen*

Ich verstehe – Meine Aufgaben

Das Kronenchakra ist das »Ich verstehe«-Chakra. Hast du Einsichten gehabt, die von dem Gefühl vollkommener Klarheit begleitet und frei von Zweifeln waren und die dein Leben verändert haben? Kannst du daraus ableiten, welchen Aufgaben, die mit dem Kronenchakra zusammenhängen, du dich stellen solltest?

Meine Ziele für das Kronenchakra

Dir sind deine Stärken und Schwächen im Bereich des Kronenchakras klar (oder wenigstens etwas klarer) geworden – und du hast über deine Kronenchakra-Lebensaufgabe nachgedacht. Was sind nun deine konkreten Ziele, was Weisheit, Selbsterkenntnis oder spirituelles Wachstum betrifft?

In einem Satz …

Kannst du das, was du aus diesem Kapitel mitnehmen konntest, in einen Satz fassen?

Affirmationen für das Kronenchakra

Probiere einmal aus, wie sich die folgenden Mantras oder Affirmationen auf dich auswirken. Du kannst dein Mantra bei der Meditation einsetzen – oder es im Alltag als »Rettungsanker« oder »Powersatz« verwenden.

Ich bin vollkommen bewusst –
im Körper, in den Gedanken
und Gefühlen.

Das Wesen meines Geistes ist
Licht und Frieden.

Ich öffne mich für die unendliche Macht
des Universums.

Ich bin Du.

und/oder meine persönlichen Affirmationen:

Was ich aus dem Kronenchakra-Kapitel mitnehme

Manche der Dinge, die du in dieser Woche gelernt hast, sind für dich vielleicht weniger relevant; andere Erkenntnisse haben dich aber vermutlich ein ganzes Stück weitergebracht. Hier ist Platz, um die wichtigen Dinge noch einmal für dich zusammenzufassen.

Der Weg zu Freude, Gelassenheit und Erfüllung

Gratuliere! Du hast nun alle deine Chakras kennengelernt und damit die Blume deiner spirituellen Entfaltung zum Erblühen gebracht. Ich hoffe, dass du viel aus dem Buch mitnehmen konntest – zweifellos ist das, was du selbst dazu beigetragen hast, besonders wichtig. Denn genau das macht das Buch, mit dem du gearbeitet hast, einmalig: Niemand außer dir hat genau dieses Buch. Es ist dein ganz persönlicher Begleiter. Ich habe dir nur einen Weg zu dir selbst gezeigt.

Wenn du die sieben Wochen konzentriert durchgegangen bist und zumindest einige der Übungen und Reflexionen in die Praxis umgesetzt hast, bist du sicher schon ein ordentliches Stück auf deinem Weg vorangekommen. Und jetzt? Nun, ich glaube, du hast deine Intuition und innere Weisheit schon so weit entwickelt, dass es dir leichtfallen wird, deinen weiteren Weg aus eigener Kraft zu finden.

Dieses Buch wirst du aber wohl behalten wollen: Es hilft dir, später noch mal einen Blick auf deine Entwicklung zu werfen. Und es gibt noch einen weiteren Grund, das Buch nicht im Regal verstauben zu lassen: Ich empfehle dir, die sieben Wochen nach einer kürzeren oder längeren Pause noch einmal durchzugehen. Eine Entwicklung anzustoßen ist der erste und wohl wichtigste Schritt. Doch um wirkliche Veränderungen zu bewirken, braucht es Übung. Auch deine Chakras brauchen regelmäßig Zuwendung, wenn du sie langfristig heilen und harmonisieren willst.

Du bewegst dich nicht im Kreis, sondern in einer Spirale der Vervollkommnung. Und die Reise geht immer weiter …

Auf dieser Reise zu dir selbst wünsche ich dir viele wertvolle Erfahrungen und Einsichten!

Herzlich,
Kalashatra Govinda

Weitere Bücher von Kalashatra Govinda

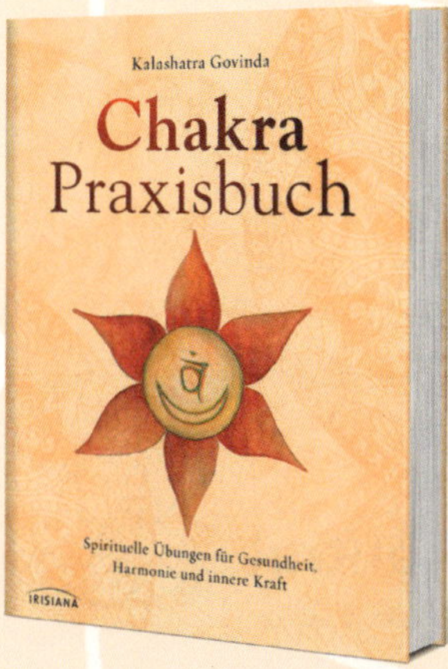

312 Seiten | 200 Farbfotos und Illustrationen
ISBN 978-3-424-15180-0

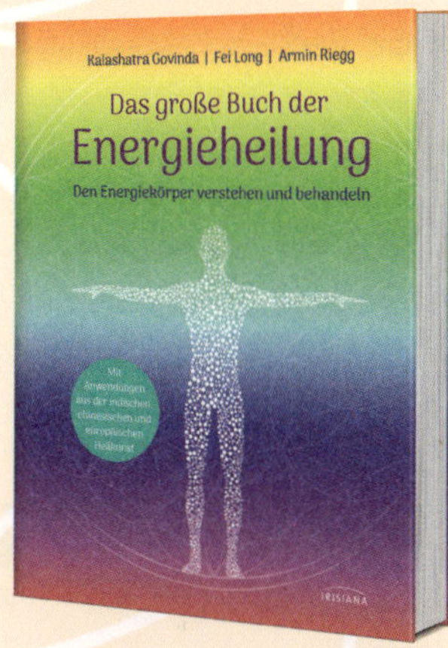

256 Seiten | 290 Farbfotos und Illustrationen
ISBN 978-3-424-15342-2

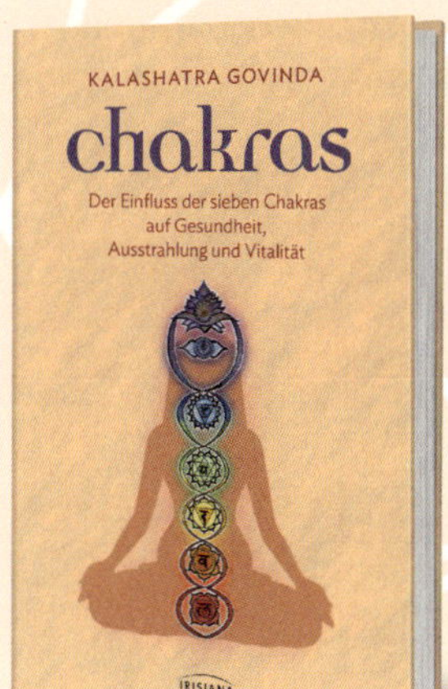

160 Seiten | 40 Farbfotos und Illustrationen
ISBN 978-3-424-15191-6

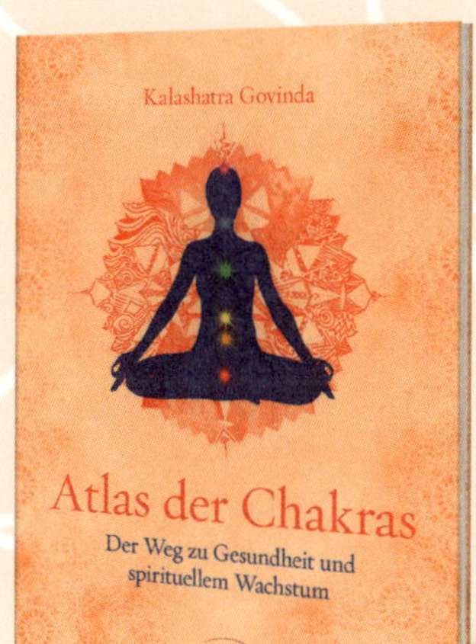

40 Seiten | 40 Farbfotos und Illustrationen
ISBN 978-3-424-15192-3

Mehr Infos unter www.irisiana.de

IRISIANA

Impressum

FSC www.fsc.org MIX Papier | Fördert gute Waldnutzung FSC® C010328

Klimaneutral Druckprodukt ClimatePartner.com/14044-1912-1001

Penguin Random House Verlagsgruppe FSC® N001967

1. Auflage

Illustrationen: Christian Martin Weiß
Layout, Satz, Umschlaggestaltung: Christian Martin Weiß
Projektleitung: Sven Beier
Bildredaktion: Sabine Kestler
Herstellung: Timo Wenda
Reproduktion: Regg Media GmbH, München

Druck und Bindung: Alföldi, Debrecen
Printed in Hungary
ISBN: 978-3-424-15450-4